《是真的吗·常见病认知误区》丛书

名医正解慢性肾病

主编　黄　晨

陕西新华出版传媒集团
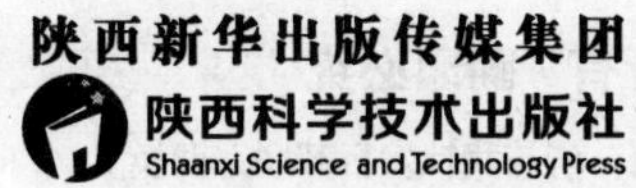
陕西科学技术出版社
Shaanxi Science and Technology Press

图书在版编目（CIP）数据

名医正解慢性肾病 / 黄晨主编 . — 西安 : 陕西科学技术出版社 , 2019.5
（是真的吗 · 常见病认知误区）
ISBN 978-7-5369-7406-7

Ⅰ . ①名… Ⅱ . ①黄… Ⅲ . ①慢性病—肾疾病—防治
Ⅳ . ① R692

中国版本图书馆 CIP 数据核字 (2018) 第 262124 号

名医正解慢性肾病
黄晨　主编

策　　划　宋宇虎
责任编辑　高　曼　潘晓洁　付　琨
封面设计　曾　珂

出 版 者　陕西新华出版传媒集团　陕西科学技术出版社
西安市曲江新区登高路1388号陕西新华出版传媒产业大厦B座
电话（029）81205187　传真（029）81205155　邮编710061
http://www.snstp.com
发 行 者　陕西新华出版传媒集团　陕西科学技术出版社
电话（029）81205180 81206809
印　　刷　陕西思维印务有限公司
规　　格　787mm × 1092mm　16开本
印　　张　7.75
字　　数　90千字
版　　次　2019年5月第1版
2019年5月第1次印刷
书　　号　ISBN 978-7-5369-7406-7
定　　价　29.80元

《是真的吗·常见病认知误区》丛书

名医正解慢性肾病

编 委 会

主　　编　黄　晨

副 主 编　孙世仁

编　　委　（以姓氏笔画排列）

于　艳　马　峰　王鹏波

田秀娟　冯世东　李　莉

李洋平　周美兰　赵丽娟

景　蕊

主编简介

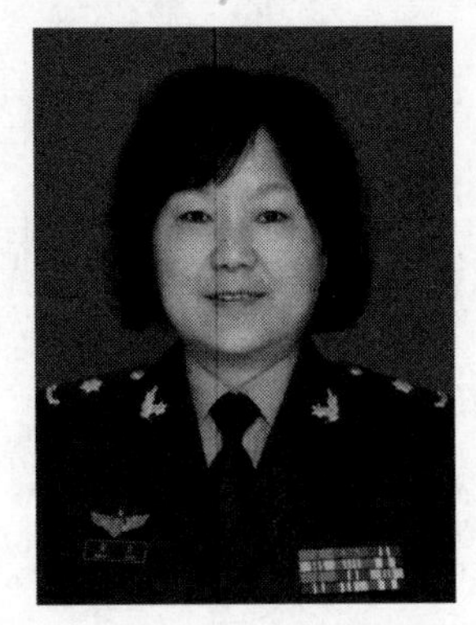

黄晨，空军军医大学西京医院肾脏内科主任医师、教授，硕士、博士研究生导师，医院专家组成员。中国医师协会整合医学分会肾脏病专业总干事，陕西省医学会肾脏病学分会委员，陕西省医学会疗养保健学会副主任委员，陕西省保健协会高血压专业委员会常委，《中华老年多器官疾病杂志》《心脏杂志》编委。

参与和承担国家自然科学基金 3 项，省部级科研课题 8 项。多年来从事多轨道内科学本科及研究生教学、专题讲座、远程教学工作，进行广泛的对外学术交流。2005 年赴美国德克萨斯大学圣安冬尼奥健康科学中心进修。目前主要从事 IgA 肾病病因学及肾脏纤维化防治的临床及实验研究，精通各种原发性及继发性慢性肾脏病的临床诊治、危重肾脏病的救治及连续性血液净化治疗。在陕西省内率先开展小儿危重症连续性肾脏替代治疗，并取得极好效果。获军队科技进步三等奖 3 项，国家发明专利 1 项。主编专著 3 部；发表 SCI 论文 17 篇，总影响因子 60.466。

前 言

众所周知，每个人都有两个肾，位于腰部脊柱左右两侧。肾脏在人体中承担着清除代谢废物、维持水电解质和酸碱平衡、调节血压、维持心脏活性、维护骨骼强壮、参与造血等功能，是重要的生命器官。若是肾出了问题，无论是原发性还是继发性慢性肾脏病（CKD），都是世界各国的多发病和常见病，发展中国家由于经济和环境因素，发病率更高。最新统计数据显示，美国和北欧一般人群CKD发病率为6.5%~10%，日本20岁以上人群患病率为13%。中国慢性肾脏病患病率为10%~13%，约有1.3亿人左右；中国农村一般人群发病率高达20.2%，并且有不断上升的趋势。慢性肾脏病既独立成病，最终导致慢性肾衰竭，需终生依靠肾脏替代治疗（血液透析、腹膜透析、肾移植等）维持生命，又与全身多系统疾病互相影响，大大增加了疾病的死亡率，已经成为严重影响人们生活质量和生活水平的常见慢性病，成为家庭和社会的沉重负担。

慢性肾脏病有原发性、继发性和遗传性之分。原发性肾脏病又分为原发性肾小球疾病、肾小管间质疾病、肾血管性疾病；继发性肾脏病，顾名思义是继发于全身系统性疾病之后的，如高血压肾损害、糖尿病肾病、肥胖性肾病、自身免疫性疾病相关性肾病（狼疮性肾炎、紫癜性肾炎等）、感染相关性肾病（乙型、丙型肝炎病毒相关性肾炎等）、恶性肿瘤相关性肾损害等；遗传性肾脏病，如多囊肾等。

由于大多数慢性肾脏病起病隐匿，症状无特异性，加之民众对该类疾病缺乏认知，甚至基层医疗机构的肾科专业医护人才缺乏、医疗资源及技术匮乏，导致慢性肾脏病的知晓率仅为5%，疾病得不到早期发现、早期治疗，造成严重的高致残率和高死亡率。

需要特别指出的是，虽然大众对慢性肾脏病知之甚少，但对该类疾病的恐慌又甚嚣尘上，许多貌似科学的误区广为流传，大量“保肾、护肾”的“良方、良法”非但对身体无益，反而造成更重的肾毒性。所以，对于慢性肾脏病，建立正确的知识储备、及时细致的健康检查、正规有效的医院就诊，对患者来说是十分重要的。

为了满足广大读者对慢性肾脏病知识的渴求，我们科室十余名有经验的临床医师，从专业的角度出发，对大众在慢性肾脏病中的错误认知，从肾脏病诊断、急慢性肾小球肾炎、糖尿病肾病、高血压肾损害、代谢综合征相关肾损害（肥胖、高尿酸血症等）、药物毒物肾损害、肾脏病治疗、尿路感染诊断及治疗、继发性肾脏病诊断及治疗、尿毒症诊断及治疗等方面，以“正解与忠告”的方式给予介绍，力求做到深入浅出、通俗易懂、防治结合。

对于书中难免出现的不足、缺点、错误，敬请读者批评指正。

编者

2018年10月

目 录

误 1. 腰疼就说明肾有问题

认知误区

肾脏的位置就在腰部，所以腰疼、腰酸说明肾脏有问题。

正解与忠告

引起腰痛的疾病有很多，腰痛不一定就说明肾脏有问题。慢性肾脏病大多没有明显的腰部不适症状。能引起腰痛的肾脏疾病主要分为4类：

（1）肾实质性疾病所致的肾脏肿大　常见疾病为急性肾小球肾炎、急进性肾小球肾炎。因为肿大的肾脏牵扯肾包膜，临床表现为持续性的胀痛或钝痛，部分患者还伴有肉眼血尿、浮肿及高血压等。

（2）肾脏感染性疾病　常见疾病为细菌感染所致的肾脓肿、急性肾盂肾炎。临床上多表现为单侧腰痛，压痛和叩击痛明显，甚至不能忍受，往往伴有发热、寒战。可以通过化验血、尿常规和超声检查明确诊断，一般给予规律抗感染治疗有效。

（3）肾脏肿瘤或囊肿　多见于巨大肾囊肿、多囊肾、良性及恶性肿瘤。若囊肿或肿瘤足够大，也会牵扯肾包膜，引起持续性胀痛和钝痛，可以通过超声或CT检查明确。肾囊肿可以通过穿刺抽液硬化术治疗；多囊肾囊肿压迫肾实质可行囊肿去顶减压术；良、恶性肿瘤，条件允许时可行手术切除。

（4）泌尿系结石等　主要是因为结石（也可以是血块、坏死的肾乳头）阻塞输尿管，导致输尿管痉挛、肾盂急性扩张引发的间歇性、发作性剧烈绞痛，疼痛可向会阴部放射，患者多表现为腰部酸痛、恶心、呕吐、大汗淋漓，可有膀胱刺激症状，绞痛缓解后多有血尿，查体可发现输尿管走形部位压痛。

腰痛常见的非肾脏疾病主要有：①骨骼肌疾病；②腰肌劳损；③腰椎间盘突出；④妇科疾病；⑤其他：带状疱疹、腹膜后肿瘤、胰腺病变、主动脉夹层动脉瘤等。除腰痛外，一般会伴有与疾病相关的其他症状。

误 2. 肾虚就是肾病，需要吃补肾药

认知误区

临床上很多患者到医院就诊时，主诉腰痛、乏力、出汗、脱发，有医生说是肾虚，一定是得了肾病。

正解与忠告

肾虚和肾病有本质的区别：肾虚属中医范畴，肾病是西医概念。肾虚是中医辨证产生的概念，而不是疾病的名称，有很多系统性的疾病都可以归为肾虚。而西医的肾病仅指肾脏器官的疾病和损伤，包括内科性肾脏疾病，如各种类型的肾炎、肾病综合征、肾间质疾病、肾血管疾病及肾功能不全，还包括外科性肾脏疾病，如肾脏结石、感染、肿瘤、创伤性疾病等。

从临床症状上看，中医所讲的肾虚症，常表现为腰膝酸软、畏寒肢冷、阳痿不孕、失眠多梦、潮热盗汗、遗尿失禁、发脱齿摇、

健忘耳聋、小便频数、余沥不尽等，其本质是一种综合征而非一种疾病；而西医讲的肾病，常见的临床表现多为尿液异常（蛋白尿、血尿）、水肿、尿量异常、夜尿增多、伴或不伴高血压、肾功能异常。

从治疗上看，中医的肾虚需要综合治疗、调理，并不是吃什么就补什么，动物肾脏的成分主要也是蛋白质，并没有其他特殊功效；西医的肾病治疗方案需要根据临床表现、实验室检查及最重要的肾穿刺病理检查结果来制订。

因此，需要正确地认识肾虚和肾病这两个概念，在出现上述临床症状时要及时、及早就医，早发现、早诊断、早治疗，不能乱吃药，且切不可随意“补肾”。同时，对于没有肾病症状的所谓的“肾虚”人群，不必总怀疑自己有肾病，从而带来不必要的精神负担。

误 3. 有尿血或化验尿潜血阳性就是得了肾炎

认知误区

体检时，尿常规化验单上提示潜血“+”或者“++”，或者出现肉眼血尿就是得了肾炎，而且是出血已经非常严重了。

正解与忠告

每升尿液中有 1mL 血液即可表现为肉眼血尿，离心尿沉淀中每高倍镜视野下红细胞≥ 3 个即为镜下血尿，所以，肉眼血尿和镜下血尿出血量很少。

发现尿色发红后，要先分清是真性血尿还是假性血尿。有些药物可以引起假性血尿，即红色尿，如氨基比林、苯妥英钠、利福平、酚红等，进食某些食物后也可能出现红色尿，如火龙果等。

真性血尿的病因分为两大类：①各种肾小球疾病引起的肾小球源性血尿；②其他疾病引起的非肾小球源性血尿，如尿路结石、感染、肿瘤等。两者的鉴别要点是：

（1）肾小球源性血尿一定是全程血尿，而非肾小球源性血尿可因病变的不同位置出现在不同阶段，如尿道的病变表现为初始血尿，膀胱三角区的病变表现为终末血尿，出血部位位于输尿管膀胱开口以上部位则表现为全程血尿。

（2）绝大多数肾小球源性血尿患者，尿中没有血丝或血凝块，而非肾小球源性血尿时，血丝、血凝块较常见。

（3）绝大多数肾小球源性血尿患者无尿痛，仅少数患者由于血尿刺激膀胱可产生轻微尿痛，而非肾小球源性血尿患者可表现为尿痛，或在剧烈腰痛后排出肉眼血尿（见于肾结石或输尿管结石）。

（4）用相差显微镜检查尿红细胞形态，肾小球源性血尿多为变形红细胞，其中的棘状红细胞（或称 G1 细胞）对肾小球源性血尿诊断的特异性最高，大于 5% 时特异性接近 100%，而非肾小球源性血尿多为正常形态红细胞。还有几种特殊类型的血尿，如剧烈运动后出现的运动性血尿、胡桃夹现象出现的直立性血尿，还有腰痛血尿综合征，多见于年轻女性、口服避孕药者。

由此可见，肉眼血尿或化验尿潜血阳性不一定是得了肾炎，需要完善相关检查后明确。

误 4. 血肌酐正常就可以排除肾衰

认知误区

许多慢性肾脏病的患者会定期检查血肌酐来判断肾功能，一旦肌酐正常，就认为自己的肾功能也是正常的。

正解与忠告

肌酐是由肌肉代谢产生的，由肾脏排出体外，其血液中的水平高低与生产量和排泄量相关。肌酐生成量与肌肉代谢程度和肌肉量关系密切，身体中肌肉总量大的人，肌酐生成量也大；肌肉总量小的人，肌酐生成量也相对较少。因此，对于肌肉总量小的人，即使肾功能异常，血肌酐也不一定高；而一个体重大、肌肉总量大的人，血肌酐轻度高也可能并非是肾功能有异常。肾脏的代偿功能十分强大，正常人两个肾脏中只要有一个正常工作，血肌酐就能维持在正常水平。也就是说，肾功能一定要下降到一定程度才会引起临床上所谓的肾功能检查中的血肌酐升高，因此，血肌酐并不能反映早期、轻度的肾功能减退。血肌酐的浓度变化主要由肾小球滤过率来决定，滤过率下降，则血肌酐浓度升高，当人体肾脏的大部分遭受病理损伤，肾小球滤过率下降超过50%时，才能在化验结果上显现血肌酐升高。

如果拿到肾功能化验报告，看到血肌酐值已经接近正常值高限时，应当到肾脏专科就诊、咨询，以便了解真实的肾脏功能情况。肾脏病患者以及患有糖尿病、高血压、高尿酸血症、痛风、肝炎、肿瘤等可以引起肾脏损害的疾病患者，更应定期测定肾小球滤过率。

5. 身体水肿就是得了肾病

认知误区

一旦发现身体出现水肿了，比如颜面、手脚水肿，就是得了肾病。

正解与忠告

水肿是组织间隙积聚了过多的液体，当液体超过了体重的4%~5%时就表现为可见性（显性）水肿。

身体水肿可能由多种原因导致，肾脏以外的原因如心衰、缩窄性心包炎所致的心源性水肿；肝炎、肝硬化所致的肝源性水肿；低蛋白血症、恶病质所致的营养不良性水肿；系统性红斑狼疮、免疫性疾病所致的结缔组织病性水肿；还有内分泌性水肿、药物性水肿、下肢血液循环不良性水肿，以及与女性生理周期相关的特发性水肿。可见，不是所有的水肿都是由肾病引起的。肾脏是身体排出水分的主要器官，只有当肾脏患病导致多余的水分不能排出、潴留在体内时才称为肾源性水肿。

肾源性水肿一般分为两类：

（1）肾小球滤过率下降，而肾小管对水钠的重吸收尚好，从而导致体内水钠潴留，此时毛细血管通透性增加，组织间隙水潴留增加，多伴有多浆膜腔积液。这种情况多见于肾炎。

（2）由于长期大量蛋白尿漏出，造成低蛋白血症，血浆胶体渗透压下降，体液从血管内渗入组织间隙。多见于肾病综合征。

误 6. 尿频、尿急、尿痛就是肾脏有问题

认知误区

尿频、尿急、尿痛是许多患者来就诊的原因，很多人认为这是慢性肾炎的表现。

正解与忠告

尿频是指在单位时间内排尿次数明显超过正常范围（每日排尿大于 8 次），可分为生理性和病理性。如因饮水过多、精神紧张或气温降低所致的尿频，属于生理性；因泌尿生殖系统病变或其他病因所致的尿频，则属于病理性。病理性尿频常伴有尿急或尿痛。所谓“尿急”，是指一旦有尿意就需立即排尿的症状。所谓“尿痛”，是指排尿时有疼痛的感觉，疼痛可出现在会阴部、耻骨上区或尿道内，呈挛缩样疼痛或烧灼痛。严重尿痛时每次尿量甚少，并伴有明显尿频、尿急，甚至淋漓不尽。

尿频、尿急、尿痛按病因可分为以下几类：

（1）肾脏疾病，如肾盂肾炎、肾积脓、肾结核等。

（2）膀胱炎症，如泌尿系统结石、肿瘤、异物等。

（3）膀胱、尿道邻近器官疾病，如子宫、卵巢、结肠、直肠的炎症、脓肿、肿瘤等。

（4）精神、神经系统疾病，如癔症、精神紧张及神经性膀胱等。

（5）全身性疾病，如赖特综合征、白塞综合征等。

其发病机制有以下几种：

（1）膀胱容量减少　由于膀胱有占位性病变或肿瘤、结核浸润，导致膀胱有效容量减少，每次排尿量减少，每日排尿次数就会明显增多。

（2）膀胱受激惹　如膀胱或尿道的炎症、结石、异物等刺激膀胱，兴奋尿意中枢而出现反射性尿频。

（3）膀胱神经调节功能失常　如精神紧张、癔症及各种引起膀胱调节功能障碍的周围或中枢神经病变，均可使膀胱排尿功能障碍而导致尿频。

综上所述，出现尿频、尿急、尿痛等表现时，均非慢性肾炎所致，要积极查找病因，针对性治疗。

误 7. 肾穿刺活检不重要，做不做都是那么治

认知误区

我已经化验了尿常规，也做了肾功能检查，医生诊断为肾小球肾炎，就不需要做肾穿刺活检了吧？做不做都是那么治，而且肾穿刺活检很可怕，会损害肾脏的。

正解与忠告

医生根据病史、查体、化验检查等可以完成对肾脏疾病的临床诊断，但几乎所有的肾脏病都表现为蛋白尿、血尿或肾功能异常，病因却各不相同。肾穿刺活检病理检查是诊断肾病的“金指标”，做肾穿刺活检主要有3个目的：一是明确病理诊断，验证临床诊断；

二是制订或调整治疗方案；三是根据肾脏病变情况判断疾病预后。只有诊断明确，方案制订合理，才能保证治疗的效果。

肾穿刺活检作为一种有创检查，有其严格的适应证和禁忌证。肾穿刺活检在临床上开展了几十年，技术已经非常成熟。目前，肾穿刺活检是在超声的引导下进行，安全、准确、损伤小，只需要用细针穿出肾组织即可。为减少术后并发症，要求患者手术后绝对卧床4~6小时。若病情允许，应鼓励患者多饮水、多排尿，以观察尿色变化。4~6小时后，若无并发症出现，可在床上活动四肢及侧卧，并可于穿刺24小时后下地活动，但应缓慢轻柔，不能太过剧烈。1周内不要进行重体力活动。穿刺后血尿或肾周血肿是常见的并发症，可在数日内自行消失；严重并发症少见，若出现应及时外科处理。

误 8. 尿中出现蛋白，是严重肾脏病的表现

认知误区

张女士的儿子3岁的时候，生长发育良好，无任何不适症状，一次偶然的检查发现尿蛋白阳性。张女士认为儿子一定是得了严重的肾脏病，此后数年带儿子四处求医，花费数万元，均未获得疗效。

正解与忠告

蛋白尿确实是肾脏病变的重要标志。临床根据蛋白尿形成机制不同，可分为：

（1）肾小球性蛋白尿　是由于肾小球的病变损伤了肾小球的滤

过屏障而引起的蛋白尿。见于多种肾小球疾病。

（2）肾小管性蛋白尿　是由于肾小管病变，肾小管重吸收蛋白的能力下降，使正常从肾小球滤过的小分子蛋白没能有效地被肾小管重吸收，从而出现在尿中。

（3）溢出性尿蛋白　血液循环中存在大量的可以从正常的肾小球滤过的小分子蛋白,超过了肾小管的重吸收能力,从而出现蛋白尿。见于多发性骨髓瘤、横纹肌溶解和血管内溶血等疾病。

（4）组织性蛋白尿　为肾组织破坏及分泌所产生的蛋白尿。见于肾盂肾炎、尿路肿瘤等疾病。

（5）生理性蛋白尿　是指在发热、剧烈运动后出现的一过性蛋白尿，患者的肾脏无器质性病变。

（6）直立性蛋白尿　是指尿蛋白在直立时出现，平卧时消失。常见于青少年，占 2%~5%，随着年龄增加，蛋白尿可自行消失。有研究发现，此类患者中 47% 肾脏病理检查完全正常，仅 8% 明确患肾小球疾病。由此可见，并非所有蛋白尿均是肾脏病的表现，一旦发现尿蛋白，需去正规医院就诊，而非诊断不明就盲目服药。上述案例中张女士的儿子，经过夜间 8 小时卧位尿蛋白定量和白天 16 小时非卧位尿蛋白定量检查，确定为直立性蛋白尿，经肾活检病理检查肾脏未见病变，因而停药观察。

误　9. 肾活检会加重肾损害，直接治疗就可以了

认知误区

感冒或者其他很多疾病有时会引起肾脏损害，表现为突然出现

血尿或全身浮肿，甚至没有尿了。积极住院治疗后，医生会根据患者情况先做肾活检术，然后再进行治疗。但是患者本身很虚弱，还要做手术，这样会加重肾脏损害。应该等身体恢复了，再做肾活检。

正解与忠告

当出现肾脏病时，有些患者肾功能下降较快，不能早期确定肾损害的病理类型，临床上很难进行早期诊断和治疗。为了明确诊断、指导治疗及判断预后，当无穿刺禁忌证时，各种肾实质疾病皆可行肾穿刺活检术。任何有创性的活检术都有风险，此时要看风险和获益的比例。肾活检穿刺术需要在超声引导下进行，穿刺时只需取出很少量的肾脏组织供肾脏病理诊断使用。由于肾脏疾病的种类繁多，病因及发病机制非常复杂，许多肾脏疾病的临床表现与肾脏的组织学改变并不完全一致，故行肾活检术是非常必要的。

肾脏疾病避免不了使用激素治疗，但是最好能在用激素之前做肾穿刺活检以确定其组织类型，以免有时盲目使用过量激素而引起很大副作用。有的急性肾脏损害若及时明确，早期正确治疗，是可以得到控制的。避免因延迟做肾活检术而诊断不清，延误病情，导致肾脏纤维化，形成慢性肾脏损害。

误 10. 急性肾小球肾炎会导致慢性肾炎

认知误区

孩子得了急性肾小球肾炎后，时间久了就一定会转为慢性肾炎。

正解与忠告

急性肾小球肾炎，简称急性肾炎，多见于儿童，一般于链球菌感染后 10 天左右发病。其特点为急性起病，表现为血尿、蛋白尿、水肿和高血压等。病理以弥漫性球性肾小球毛细血管内细胞增生、白细胞浸润，且病程早期有肾小球毛细血管襻上皮侧沉积物（驼峰）为特点。大部分急性肾炎患者在接受正规治疗后，4~6 周内逐渐恢复，少数呈进行性病变，一般不会转变为慢性。92% 的儿童、60% 的成人预后良好，可完全治愈，临床与病理完全恢复正常。所以，从能否治愈的角度来看，不能说急性肾炎是很严重的疾病，但也不可以忽视治疗。因为急性肾炎严重时会出现严重并发症，如高血压脑病、心力衰竭、急性肾衰竭等，如果不及时治疗，会出现永久性器官损伤，甚至危及生命。

慢性肾小球肾炎（简称慢性肾炎）的病因很复杂，它是由免疫机制、炎症因子及非免疫机制等引起的肾小球疾病，多数患者与链球菌感染并无明确关系。慢性肾炎多数起病缓慢、隐袭，发病即为慢性病变，最终进展为慢性肾功能不全。此外，慢性肾炎病程中可有肾炎急性发作，常由感染诱发，发作时类似急性肾炎表现，有些病例可自行缓解，有些则出现病情加重。

总之，急性肾炎和慢性肾炎是两种不同的肾小球疾病，具有不同的病因、发病机制和病理特点，慢性肾炎并不是由急性肾炎转变而来的。

误 11. 急性肾小球肾炎有明显症状

认知误区

急性肾炎发病急，就一定有明显的临床表现。

正解与忠告

急性肾小球肾炎有前驱感染史（咽部或皮肤），轻者可无感染的临床表现，仅出现抗链球菌溶血素“O”（简称抗O）高。一般于前驱感染后1~3周起病，平均10天左右起病。本病起病较急，但病情轻重不一，80%患者表现为亚临床型，呈一过性镜下血尿，晨起眼睑水肿（所谓肾炎面容），血清补体C3检查异常及抗链球菌溶血素“O”滴度上升，此时通常无症状，仅化验异常，因而往往容易被忽视。

患者典型表现为肉眼或镜下血尿、蛋白尿、水肿、高血压及一过性肾功能异常。因蛋白尿、肾功能异常、血尿需要化验明确，水肿也可能被认为是感冒喝水多、休息差导致的。高血压只要没有头晕、心悸的感觉，很多人即使血压高了也不知道，都是在医院就诊时发现的。因此，很多人刚出现这些症状时也不会加以注意。

急性肾小球肾炎，仅40%患者可有肉眼血尿，一旦合并有全身水肿、高血压、少尿才被重视，为起病首发症状和患者就诊原因。这部分患者漏诊率相对少一些。

误 12. 急性肾小球肾炎与感冒、扁桃体炎直接相关

认知误区

急性肾小球肾炎多见于链球菌感染后，得了感冒、扁桃体炎就会得急性肾炎。

正解与忠告

急性肾炎多见于上呼吸道感染、皮肤感染等链球菌感染，少数也可见于流感病毒感染，通常于前驱感染后1~3周起病。急性肾炎主要为β–溶血性链球菌“致肾炎菌株”感染所诱发的免疫反应所致，自身免疫也可能参与发病。大部分患者有前驱感染史，轻者可无感染表现，仅出现抗链球菌溶血素“O”滴度上升。肾炎的严重程度并不取决于前驱感染的严重程度，因此不是得了感冒、扁桃体炎等感染性疾病就会得急性肾炎。日常生活中应注意锻炼身体，提高身体免疫力，一旦发生感染应及时治疗。上呼吸道感染、皮肤感染等链球菌感染后1~3周，如出现浮肿、血尿、尿中泡沫增多等症状，应尽早就医，行尿常规等检查。对于反复发作的慢性扁桃体炎，可待病情稳定后考虑摘除扁桃体。术前、术后2周均需注射青霉素。

误 13. 急性肾小球肾炎的高血压会导致高血压病

认知误区

急性肾炎发作时有高血压表现，因此会引发高血压病。

正解与忠告

80% 的急性肾小球肾炎患者可出现一过性的轻－中度高血压，少部分人会出现严重高血压，甚至高血压脑病。急性肾小球肾炎患者的高血压表现只是其症状之一，主要与水钠潴留、血容量扩张有关；高血压与水肿的程度常一致，利尿及病情好转后血压可逐渐恢复正常，即急性肾炎治好了，血压也就正常了。而高血压病是一种独立的慢性疾病，其病因尚未明确，心、脑血管及视网膜血管硬化性改变常较明显，需要长期服用降血压药物控制血压。长期高血压也可能导致高血压肾损害，这是长期高血压的结果，肾脏是受损的靶器官之一。高血压肾损害时，高血压出现在尿液改变之前，尿蛋白常不严重，而肾小管功能损害较明显。两者不能混为一谈。只要积极治疗，急性肾炎就不会导致高血压病。

误 14. 急性肾炎治疗后，血尿、蛋白尿会很快消失

认知误区

急性肾炎是一种急性病变，症状出现迅速，恢复得也比较快，所以经过治疗后，其血尿、蛋白尿会很快消失。

正解与忠告

急性肾炎治疗后，多数患者在 4~6 周内逐渐恢复正常，血清补体 C3 在 8 周内恢复正常，肾脏病理检查大部分亦恢复正常或

仅遗留系膜细胞增生。其中，血尿常为急性肾小球肾炎起病时最早出现的症状，几乎全部患者均有血尿，约 40% 的患者可出现肉眼血尿，尿色呈均匀的褐色或淡红色，无血凝块。肉眼血尿一般在 2 周内消失。镜下血尿可持续较长时间，少数患者镜下血尿可迁延数月，甚至一两年。大部分儿童患者、近一半成人患者的尿蛋白在 4~6 个月后转阴，少数患者拖延至 1 年后尿蛋白才消失。长期不愈的蛋白尿、血尿提示可能是发生了其他肾小球疾病。急性肾炎患者虽然病情恢复较快，但有些患者的蛋白尿、血尿却消失得较慢。

误 15. 急性肾小球肾炎可以自愈，不需要治疗

认知误区

急性肾小球肾炎是自限性疾病，跟普通感冒一样依靠自身机体调整可痊愈，不需要治疗。

正解与忠告

急性肾小球肾炎虽是自限性疾病，但仅依靠自身机体调整不能使其痊愈，而需要根据患者病情制订完善的治疗方案，按照医嘱服药才能使其痊愈。

急性肾小球肾炎的治疗基本上是对症治疗，以治疗伴发的水肿和高血压为主，以此达到减轻症状的目的，并预防心衰、急性肾衰等严重并发症，防止加重肾脏病变的因素，促进肾组织学及功能的

修复。

急性期患者应卧床休息，限制水、盐及蛋白质的摄入量，待浮肿消退、血压正常、肉眼血尿及循环充血症状消失后，方可下床轻微活动并逐渐增加活动量，但3个月内仍应避免重体力活动，待血沉恢复正常后方可工作。如经休息、控制水盐摄入后血压仍高，可给予降压、利尿等治疗；对仍有咽部、皮肤感染灶者应给予青霉素或其他敏感药物治疗7~10天。

误 16. 慢性肾小球肾炎应该有症状和表现

认知误区

疾病都是有症状和体征表现的，慢性肾小球肾炎也应如此。

正解与忠告

慢性肾小球肾炎简称慢性肾炎，多数起病缓慢、隐袭，其病因、发病机制和病理类型不尽相同，相应的临床表现也呈现多样性，常见症状是水肿、高血压、蛋白尿、血尿，肾功能呈慢性、渐进性损害。但实际上，部分患者早期可无任何症状，水肿可有可无，血压可正常或轻度升高，实验室检查多为轻度尿检异常。这种情况可持续数年甚至数十年，几乎不影响患者的日常生活和工作，但病情仍在发展。而随着病情的发展，会出现蛋白尿加重、血尿、水肿、高血压等症状，且逐渐发展至慢性肾功能不全。

肾炎的水肿一般是眼睑水肿，以清晨起床后最为常见。但正常人在睡前饮水多、睡眠不足的情况下，清晨起床后也会出现眼睑水肿。对于下肢浮肿的症状，在天气炎热、压力大、久站久坐等情况下也可诱发，这样很容易被患者及其家属忽视。

肾炎的另一个症状是高血压。慢性肾炎患者高血压发病年龄集中在青壮年，但由于此期心脏和血管条件都很好，代偿能力很强，患者没有头晕、心悸的感觉，因此血压高了也不知道，许多人都是在体检时发现自己血压高的。

对于另外两个体征——血尿、蛋白尿来说，慢性肾炎的血尿多为镜下血尿，需要化验后才能知道。一般出现肉眼血尿的情况大多不是由于慢性肾炎引起的，而是由泌尿系统的其他疾病引起的。出现蛋白尿时尿色可浑浊，尿泡沫多，而且较长时间不消失，但现实生活中，很少有人特别留意自己的小便，人们往往上完厕所就会立即把小便冲掉，不会留下观察其是否浑浊或有无泡沫，其蛋白尿主要是由化验得知。

因此，对于普通人群来说，每年的健康查体非常重要，一旦发现尿中有可疑现象，应及时到肾病专科就诊鉴别。

误 17. 慢性肾小球肾炎的治疗应积极给予激素以消除蛋白尿、血尿

认知误区

大部分肾炎都需给予激素、免疫抑制剂治疗，慢性肾小球肾炎也应给予激素、免疫抑制剂来治疗蛋白尿、血尿。

正解与忠告

慢性肾小球肾炎病理类型多样，主要为 IgA 和非 IgA 系膜增生性肾小球肾炎、系膜毛细血管性肾小球肾炎、膜性肾病及局灶节段性肾小球硬化等，病程进展至后期，所有上述不同类型病理变化均可进展为程度不等的肾小球硬化。

慢性肾炎是否需要应用激素和/或细胞毒药物需根据病理类型来决定，并非所有的慢性肾炎都要积极应用激素及细胞毒药物治疗蛋白尿、血尿。慢性肾小球肾炎 24 小时尿蛋白定量超过一定数量、病理类型符合、无禁忌证者可使用激素、免疫抑制剂以抑制免疫介导炎症，抑制细胞增生，缓解和控制病情，减轻肾脏纤维化，治疗无效者应及时逐步撤去。

对于一些以慢性硬化性病变为主的慢性肾小球肾炎，虽然不主张盲目应用激素及细胞毒药物消除蛋白尿，但可应用血管紧张素转换酶抑制剂/血管紧张素Ⅱ受体拮抗剂（ACEI/ARB）来积极控制高血压和减少尿蛋白，从而减慢肾小球硬化及肾功能恶化。其作用机制主要是通过扩张入球和出球小动脉，且扩张出球小动脉作用强于扩张入球小动脉，降低肾小球内高压、高灌注和高滤过，同时通过非血流动力学作用（如抑制细胞因子、减少细胞外基质的蓄积）来减缓肾小球硬化发展和保护肾脏。应用 ACEI/ARB 使尿蛋白降至 1g/d 以下，不过，在血肌酐大于 265 μmol/L 时，应用 ACEI/ARB 应慎重。

误 18. 慢性肾小球肾炎预后很差

认知误区

慢性肾小球肾炎进展快、预后很差，得了慢性肾小球肾炎一定会发展为尿毒症。

正解与忠告

慢性肾小球肾炎起病缓慢，病情迁延。因其临床表现及病理学表现不同，有些患者长期无临床表现，仅表现为单纯性镜下血尿和/或少量蛋白尿，经 5~6 年甚至 20~30 年，才发展为肾衰竭。而有些患者发病时即有肾功能受损并呈进行性加重，甚至几年内即可进展为终末期肾脏病。

慢性肾小球肾炎病程进展速度个体差异很大，预后好坏与是否重视肾脏保护、是否恰当治疗及是否避免恶化因素等有关。肾活检的病理学分型对预后的判断比较可靠，一般认为微小病变型肾病和单纯的系膜增生性肾炎预后较好，膜性肾病进展较慢，其预后较膜增生性肾小球肾炎好，后者大部分患者在数年内出现肾功能不全，局灶节段性肾小球硬化预后亦差。早期进行肾活检以明确病理类型，然后及时给予针对性治疗，是决定预后的重要因素。

如血压控制不好，肾功能进展较快、预后较差，部分患者可因感染、劳累等导致慢性肾小球肾炎急性加重，甚至快速进展至慢性肾衰竭。

尽管慢性肾炎不可治愈，但只要早检查、早发现、早治疗，长期随访，规范治疗，病情还是可以被长期控制的。

误 19. 慢性肾小球肾炎治不了

认知误区

慢性肾炎没有治疗的特效药物，并且也治不好，得了慢性肾炎只能等着透析。

正解与忠告

慢性肾小球肾炎发病隐匿、病情迁延，因其临床表现及病理学表现不同，病程进展速度个体差异很大，预后也不尽相同。目前虽没有特效药物可以根治慢性肾小球肾炎，但可以通过综合治疗来达到临床缓解。慢性肾小球肾炎治疗的目的是，采用综合治疗措施，防止或延缓肾功能进行性恶化，改善或缓解临床症状，防治心脑血管并发症。

治疗时需注意低盐饮食，出现肾功能不全时应采取低蛋白、低磷饮食；应用ACEI/ARB积极控制高血压，减少尿蛋白，延缓肾功能恶化。ACEI/ARB减少尿蛋白、延缓肾功能恶化的作用主要是通过扩张出球小动脉和入球小动脉，且扩张出球小动脉作用强于扩张入球小动脉，降低肾小球内高压、高灌注和高滤过，同时通过非血流动力学作用（如抑制细胞因子、减少细胞外基质的蓄积）来减缓肾小球硬化和保护肾脏；避免感染、劳累、妊娠、肾毒性药物等加重肾损伤的因素。治疗慢性肾小球肾炎虽没有特效药，但也不等同于无法治疗、不用治疗。

只有早期诊断、综合治疗，才有可能防止或延缓肾功能进行性恶化，避免患者过快进入慢性肾功能不全期，甚至严重到需要透析。另外需要强调的是，治疗慢性肾炎时，药物选择很重要，特别要注意避免应用可能会加重肾脏损害的药物，尤其是一些具有肾毒性的中药。

误 20. 肾功能正常的糖尿病患者不会患糖尿病肾病

认知误区

40 岁的陈某患糖尿病 6 年，平时检查肾功能血肌酐正常。他认为血肌酐升高才提示肾脏损害，现在血肌酐正常就不可能患糖尿病肾病。

正解与忠告

这种认识是不正确的。糖尿病肾病的可怕之处在于它是在“不知不觉”中侵蚀着肾脏。糖尿病肾病可以在糖尿病的早期出现，它是可以被早期诊断和治疗的。从其发病特点来看，糖尿病肾病主要是由高血糖引起肾脏微血管损伤所致，此时患者可能没有任何症状，化验尿蛋白和血肌酐也正常，但是到肾脏专科就诊时，医生会告诉患者有“微量白蛋白尿”。

尿中出现微量白蛋白说明患者已经患有糖尿病肾病，如果肾脏持续受损，会出现大量的蛋白尿（大于 3.5g/d），并伴有浮肿，最后出现血肌酐升高，提示肾脏功能已经严重受损，到达糖尿病肾病的晚期了，此时疾病虽仍可医治，但已经错失了最佳治疗时机。

为此，提醒糖尿病患者，在控制血糖的同时，一定要定期体检，尤其是早期就要重视尿液微量白蛋白的检查。

误 21. 糖尿病患者出现蛋白尿，一定是糖尿病肾病

认知误区

蛋白尿是肾功能受损的标志，糖尿病患者病程中出现了蛋白尿，就一定是糖尿病肾病。

正解与忠告

糖尿病肾病常出现蛋白尿，并具有以下特点：①常有白蛋白尿；②尿沉渣通常无明显管型、白细胞和红细胞；③大多数患者在患糖尿病肾病之前已经合并视网膜病变；④ 1 型糖尿病病程与糖尿病肾病密切相关，病程在 5 年以内很少并发糖尿病肾病。

但是，蛋白尿并非糖尿病肾病的专利，其他疾病也可以出现蛋白尿。如果糖尿病患者出现蛋白尿但缺乏以上糖尿病肾病的特征，就要考虑是由非糖尿病引起的肾脏疾病，如肾小球肾炎、肾病综合征、系统性红斑狼疮、乙型肝炎病毒相关性肾炎、遗传性肾病等，必要时可行肾穿刺活检加以鉴别。

目前要求糖尿病患者在 3~6 个月内重复检测尿微量白蛋白，在 3 次检查中，至少有 2 次以上尿微量白蛋白排泄率＞ 20 μg/min（30mg/24h），并排除其他可能引起蛋白尿的原因后，才可以诊断为糖尿病肾病。

误 22. 没有浮肿及蛋白尿，就不需要筛查糖尿病肾病

认知误区

有的患者认为糖尿病肾病表现为蛋白尿和浮肿，如果没有浮肿和尿蛋白就不需要每年筛查糖尿病肾病。

正解与忠告

糖尿病肾病患者早期没有浮肿和蛋白尿表现，只有通过评估尿微量白蛋白排泄率才能筛查出早期糖尿病肾病。随着病情进展，糖尿病肾病会逐渐加重，此时，患者才可能表现出浮肿和临床蛋白尿。

因此，目前的糖尿病诊疗指南规定：①1 型糖尿病病程在 5 年以上，以及所有的 2 型糖尿病患者从诊断开始，即需要筛查糖尿病肾病，并应每年评估尿微量白蛋白排泄率；②对于所有成人糖尿病患者，不管其尿白蛋白排泄率为多少，至少应每年测定血清肌酐水平以评估肾小球滤过率（GFR），并对慢性肾脏病进行分期。

误 23. 不吃豆制品就可以预防糖尿病肾病

认知误区

民间一直流传“肾病患者不宜吃豆类”的说法，甚至一度抵制豆制品。人们往往认为糖尿病患者出现蛋白尿说明肾功能下降到了一定程度，此时应尽量选择动物肉类、牛奶、鸡蛋等优质蛋白质，不要选黄豆和豆制品。因为优质蛋白质含必需氨基酸较多，而豆制

品以非必需氨基酸为主。疾病治疗目的是减少体内非必需氨基酸含量，所以食用豆制品会加重肾脏负担，不吃豆制品就可以减少肾脏损害。

正解与忠告

其实，大量研究证明，低蛋白饮食对糖尿病肾病的控制十分有利。但是，其关键在于控制蛋白的摄入总量，而不是单纯地严格限制豆制品的摄入。我们提倡以优质蛋白（较好的动物蛋白）饮食为主，但不反对适当摄入植物蛋白（包括豆制品，其同样含有丰富的蛋白质、矿物质、维生素和纤维素，不含胆固醇），前提是需要有效控制蛋白总量的摄入，优质蛋白至少占 50%。

与此同时，糖尿病肾病患者每天还必须保证足够的热量摄入。平时吃的淀粉类食品，如大米和小麦是提供热量的“主力军”，二者都含有一定比例的植物蛋白，如果再吃肉类，蛋白总量很容易超标。既经济又有效的方法就是用去蛋白的麦淀粉代替一般的大米和小麦作为主食，这样既可以适当增加肉类等优质蛋白的摄入，又可以满足每天的热量需要。

误 24. 糖尿病肾病患者应该多补蛋白

认知误区

糖尿病肾病患者出现大量蛋白尿后，大多合并低蛋白血症，从而表现为浮肿，这就需要大量补充蛋白质以起到补充血浆白蛋白、消除水肿的作用。

正解与忠告

在我国，糖尿病肾病是形成尿毒症的第二大原因，且数量逐年增加。尽早开展综合治疗、规范管理、并发症监测和干预，有利于延长糖尿病患者的生命，使大多数糖尿病患者可以享受正常生活。合理饮食是控制糖尿病肾病发展的重要环节之一，糖尿病患者要注意低蛋白饮食。

高蛋白饮食或输注白蛋白会使尿蛋白增加，促使肾功能恶化，因此糖尿病肾病患者在保证每日能量供应的基础上，必须控制蛋白质的摄入量。一般早期合并肾病的糖尿病患者摄入蛋白质的量可限制在 0.5~0.8g /（kg · d），相当于中等身材患者每日可摄取 30~50g。

糖尿病肾病患者既要低蛋白饮食，又必须强调摄入一定量的优质蛋白质。一般主食中含有一定量的非优质蛋白质，如果每天吃 200~250g 主食，其中含 16~20g 非优质蛋白质，患者可再多吃 30~40g 的瘦肉、蛋、奶等补充优质蛋白质。有研究发现，同样为低蛋白饮食，鸡、鱼肉等白肉与牛、羊、猪肉等红肉相比，可改善肾小球的高滤过状态，减缓糖尿病肾病进展。

误 25. 治疗糖尿病肾病只要控制血糖就行了

认知误区

有些糖尿病患者认为，只要把血糖控制好了，就可以预防和治疗糖尿病肾病。

正解与忠告

良好的血糖控制是预防和治疗糖尿病肾病的第一道防线，是延缓糖尿病肾病进展至尿毒症的关键。糖尿病肾病随着病程进展会出现各种并发症，如高血压、贫血、低钙血症、高磷血症、高脂血症等，此时单纯控制血糖远远不够。具体治疗如下：

（1）按时起居有利于控制血糖，适当锻炼身体（以运动结束后不觉得疲乏为最佳）可以增强体质，减少感冒，时刻避免使用肾毒性药物，保持科学的饮食、良好的生活习惯也不可忽视。

（2）在糖尿病早期，肾脏内的血管压力就已经升高，但是此时全身的血压可以完全正常。肾脏内血管压力升高使肾脏承受了更高的工作负荷，导致肾脏损伤，进而出现蛋白尿，加快糖尿病肾病进展至尿毒症的进程。所以，糖尿病肾病的治疗还要应用降压药，尤其是可有效降低肾小球内血管压力的药物。在没有全身血压升高，仅有蛋白尿包括微量白蛋白尿时，应该使用一些特殊的降压药，如血管紧张素转换酶抑制剂和血管紧张素Ⅱ受体拮抗剂（ACEI/ARB）类降压药物，以减轻肾小球的工作负荷，降低蛋白尿，保护肾功能。随着疾病进展，出现全身血压升高，此时要把血压控制在130/80mmHg以下，首选的药物仍是ACEI/ARB类降压药。

（3）糖尿病患者还常常存在高脂血症、高尿酸血症和肥胖等代谢异常综合征，这种情况下应该积极采取调脂、降尿酸、减肥等措施进行治疗。

（4）糖尿病尤其是出现了糖尿病肾病后，患者的血液往往很容易发生凝固，出现血管内凝血，如肾脏动脉或静脉血栓形成、心绞痛或心肌梗死、脑血栓形成等。因此，糖尿病肾病患者还必须重视抗凝治疗，包括口服和静脉用药。

（5）晚期糖尿病肾病患者会出现贫血，原因是肾脏受损，造成促红细胞生成素减少，以及饮食中铁剂和叶酸摄入不足等。治疗上要补充铁剂、叶酸，严重时还需皮下注射促红细胞生成素以纠正贫血。贫血纠正的目标是将血红蛋白维持在 110~130g/L。

糖尿病肾病需要进行综合治疗，除严格控制血糖以外，还包括调整生活习惯、适当运动、控制血压、降血脂、抗凝和纠正贫血等治疗方法。

 26. 糖尿病肾病患者不能进行胰岛素治疗

认知误区

注射胰岛素降血糖会“上瘾”，一旦使用就撤不下来了，所以糖尿病肾病患者能不用就尽量不用。

正解与忠告

很多糖尿病肾病患者对应用胰岛素顾虑重重，大多是害怕产生依赖性，因此宁愿采用口服降糖药，而拒绝注射胰岛素。其实，胰岛素是人体内正常存在的生理物质，注射胰岛素是补充体内胰岛素分泌的不足，不会让人对胰岛素产生生理上和精神上的依赖，与毒品成瘾有本质的区别。

众所周知，胰岛素是体内唯一可以降低血糖的激素，而糖尿病的发病关键是胰岛素分泌不足或靶器官对胰岛素反应性下降。

机体胰岛素分泌不足见于 1 型糖尿病，又称为胰岛素依赖型糖尿病。此病患者必须依靠使用胰岛素才能维持机体正常物质代谢，并使血糖维持在正常水平。

注射胰岛素是一种替代疗法，是人体生存的需要，并且必须长期使用而不能随意中断，否则会出现急性并发症，甚至导致生命危险。这种胰岛素不能撤停是疾病本身所需，绝不是对胰岛素“上瘾”所致。

靶器官对胰岛素反应性下降见于 2 型糖尿病，治疗目的主要是提高靶组织对胰岛素的反应性。应当明确的是，在 2 型糖尿病治疗中，胰岛素并不只是晚期才用的，也不是不得已情况下的无奈选择。近年来的研究证实，2 型糖尿病是一种不断进展的疾病，胰岛 β 细胞处于一个复杂的功能衰变过程中，不少患者可能因此而导致体内胰岛素分泌由正常或偏高转向不足，发生时间可迟可早，并不一定非到疾病晚期。所以，专家在 2 型糖尿病的治疗上对胰岛素的使用采取了比过去更为积极的态度，主张在口服降糖药疗效不佳、未能有效控制血糖，或 2 型糖尿病伴糖尿病肾病并发症等情况下均应尽早加用胰岛素治疗。

实践表明，在对 2 型糖尿病患者使用胰岛素后，可使胰岛 β 细胞得以休息，促进胰岛功能改善，减缓 β 细胞功能衰退，对整个糖尿病病程的进展和并发症的发生有较好的遏制作用，利大于弊。

误 27. 糖尿病肾病是降糖药或胰岛素引起的

认知误区

对于长期服用降糖药或打胰岛素，不少患者顾虑重重，生怕使用降糖药会伤及肾脏，甚至认为糖尿病肾病就是由这些药物引起的。

正解与忠告

糖尿病肾病是糖尿病本身的发展结果。如果因畏惧药物伤肾而置长期的高血糖状态不顾，那就会适得其反。因为，糖尿病肾病的最大元凶就是高血糖，而稳定血糖是治疗糖尿病肾病的前提和关键。

长期不控制高血糖极易引起肾脏改变而持续损伤肾脏的结构与功能，最终发展为尿毒症，因此，严格控制血糖是防治糖尿病肾病的关键手段。为预防糖尿病肾病的发生或逆转早期肾脏病变，建议尽早强化血糖控制，使糖化血红蛋白目标值控制在7%以下。值得注意的是，当患者肾功能减退时，推荐使用胰岛素降低血糖。同时，由于肾脏对降糖药物的代谢及排泄减少，因而较易发生低血糖，所以要注意监测血糖水平。

误 28. 糖尿病肾病没有特效药，治不治疗都会变成尿毒症

认知误区

目前，糖尿病肾病治疗无特效药物，所以，糖尿病肾病最终都

会变成尿毒症，治不治疗也无所谓。

正解与忠告

直至目前，治疗糖尿病肾病的确无特效药物，但是糖尿病肾病发展成尿毒症的进程是可以被阻止和减慢的。

糖尿病患者从确诊的第一天起，就应该同时就诊于内分泌科和肾病科，定期进行尿微量白蛋白的筛查。如初次筛查未见异常，建议每半年或1年进行一次复查。糖尿病患者的肾脏比正常人的更容易受到各种外来因素的损害，譬如药物、感染以及手术、各种造影剂的检查等。

糖尿病肾病需要综合治疗，在积极控制血糖的同时，严格控制高血压也非常重要，血压升高或原有的高血压均会导致肾脏病变或加速肾脏病变的进展；同时积极改善肾脏灌注，防止小血管内血栓形成，对预防和缓解糖尿病肾病、减缓肾衰竭具有积极的意义。

事实上，若能早期预防、早期就诊、早期发现、早期治疗，是可以阻止和减慢糖尿病肾病发展为尿毒症的。

误 29. 糖尿病肾病晚期患者可坚持不透析

认知误区

很多较为严重的糖尿病肾病患者从心底排斥透析（血液透析或腹膜透析），往往坚持保守治疗，非得等到严重水肿、尿少、严重心力衰竭等症状出现，达到山穷水尽的地步后才接受透析治疗。

正解与忠告

已经需要透析治疗者仍拒绝透析，只能让健存肾单位的功能完全丧失，加速肾脏病进程。糖尿病肾病患者往往同时伴有糖尿病等其他并发症，所以尿毒症对机体的危害往往比其他类疾病患者出现得更早且更严重，而透析能清除毒素，减轻症状，显著改善代谢异常，还可以减少短期内死于心血管并发症的风险。实践证实，糖尿病肾病患者的血液透析时间早于其他肾病患者。晚期糖尿病患者适时选择合适的肾脏替代治疗方式，不仅可以缩短住院时间、节省费用，并且可以提高患者的生存质量和生存率，更好地保护靶器官的功能。

误 30. 肥胖与肾脏疾病无关

认知误区

肥胖是富贵的象征，与肾脏疾病没有关系。

正解与忠告

1997 年，世界卫生组织已将肥胖归为一种疾病，近 20 年来其发病率明显升高，已成为一种非传染性流行病。身体质量指数（BMI）通常被用于对成人进行超重和肥胖分类，BMI=体重（kg）/ 身高（m^2）。世界卫生组织将 BMI ≥ 25kg/m^2 定义为超重，BMI ≥ 30kg/m^2 定义为肥胖。全球范围内肥胖和超重的患病率正在逐年上升，尤其是腹型肥胖更为多见。10 余年来的研究发现，肥胖可诱发多种疾病的发生发展，如 2 型糖尿病、高血压、缺血性心脏病、睡眠呼吸暂停综合征、部分癌症（肝癌、肾癌、乳腺癌等）等，这些疾病已经被考虑列为与肥胖相关的并发症。

肥胖引起的肾脏病被称为“肥胖相关性肾小球病”，包括肥胖相关性肾小球肥大症及肥胖相关性局灶节段性肾小球硬化。该病最早由 Weisinger 等于 1974 年报道。近年，随着肥胖患者日益增多，肥胖相关性肾小球病发病率也在迅速增加，需充分重视。

肥胖及肥胖相关性肾病可见于儿童、成人及老年人，以青壮年为主，44 岁以下的患者占 77.7%，以男性更为常见，男女比为 2.1∶1。该病起病隐匿，54.4% 的患者无明显临床症状，多在体检时发现尿检结果异常。该病突出的临床表现为蛋白尿，多为轻、中度蛋白尿，大量蛋白尿（＞3.5g/d）仅占 10%，但肥胖的患者，大量蛋白尿的发生率明显升高，可达 30.8%。这类患者虽有大量蛋白尿，但低蛋白血症不明显。肥胖相关性肾病一般无肉眼血尿发生，镜下血尿的比例也较低。绝大多数该病患者同时合并一项或多项代谢紊乱。

肥胖相关性肾病与肥胖相关，首要治疗是控制体重，同时应用二甲双胍纠正伴随的胰岛素抵抗，血管紧张素转化酶抑制剂 / 血管紧张素Ⅱ受体拮抗剂纠正肾脏局部血流动力学异常，甚至采取手术垂直绑扎成形术和胃旁路手术以减小胃容量。

误 31 “小胖墩”不会出现肾脏问题

认知误区

可爱的“小胖墩”是文明、健康的标志，怎么可能出现肾脏问题，那些说法都是吓唬小孩的。

正解与忠告

肥胖是一种慢性非传染性疾病，其发生率越来越高，并呈现低龄化趋势。儿童肥胖会带来很多近期和远期危害：10%~30%的儿童肥胖症患儿有血压、血脂、转氨酶偏高，而且能导致及加重肾脏病。近年来，儿童肾脏病发病率在我国呈逐年上升趋势。

研究表明，临床上相当一部分成人慢性肾脏病是由儿童期进展而来的，多种慢性肾脏病的源头产生于儿童期。可见，在儿童成长过程中，慢性肾脏病的早期预防十分重要。

儿童肥胖是一种有潜在危害的慢性疾病，应该引起家长的高度重视，并及早进行综合治疗。治疗措施包括以下几个方面：①帮助孩子养成良好的饮食习惯，并根据自己的生长需要调控热量摄入；②根据孩子的具体情况制订个体化的运动处方，通过增加活动量来增加热量的消耗；③提高孩子对肥胖和肾脏疾病的认识，每年检查尿常规、血脂、尿酸等指标，监测血压，发现问题并及早干预。

误 32. 肥胖会损伤肾脏，是耸人听闻

认知误区

肥胖除了形象不佳、活动受影响外，不会导致其他严重后果，也不可能致病，更不可能引起肾脏疾病。“肥胖会损伤肾脏”的说法是医生矫情，故意耸人听闻。

正解与忠告

近年研究发现，肥胖是慢性肾脏病的独立危险因素，由肥胖引起的肾小球疾病已日益受到重视。与肥胖相关的肾脏损害机制可归结为：肾脏血流动力学改变、胰岛素抵抗、交感神经系统激活和肾素血管紧张素系统活化等方面。

首先，肥胖会加重肾脏负担，让肾脏出现高灌注、高滤过的血流动力学改变。

有研究显示，与对照组相比，肥胖患者肾血流量及肾小球滤过率升高，分别达 31% 和 15%，导致肾小球滤过分数增高。并且，肾血流增加的幅度和体重明显相关。肥胖患者的肾脏需要处理更多的代谢产物和垃圾，长期过大的工作量会引起肾脏结构和功能改变，造成肾脏“过劳死”。

其次，随着生活节奏的加快、饮食结构的改变，肥胖症发病率逐渐升高。肥胖是高血压、脂质代谢紊乱、糖尿病、高尿酸血症等的重要危险因子，而且是心血管疾病的独立危险因素，这些疾病会继发肾脏血管病变，进而引起肾脏损伤。

最后，肥胖患者的肾脏几乎被包膜下脂肪紧紧包裹，机械压力导致肾组织局部缺氧，部分患者同时合并有睡眠呼吸暂停综合征，可加重低氧血症。缺氧是诱导促红细胞生成素和血管内皮细胞生长因子产生增加的重要因素，血管内皮生长因子的分泌增加可增加肾小球通透性，导致和加重蛋白尿。

误 33. 得肾病一定会浮肿

认知误区

我虽然胖，但一点儿也不肿，不可能得肾病。

正解与忠告

肥胖相关性肾损害发病隐匿，早期仅表现为肾小球滤过率增高及微量白蛋白尿，部分患者会出现镜下血尿，可同时出现高血压、高脂血症、高尿酸血症和胰岛素抵抗，但不一定会出现浮肿。肾病患者有以下特点可考虑肥胖相关性肾病：①肥胖，BMI ≥ 28kg/m^2 和 / 或男性腰围≥ 85cm，女性腰围≥ 80cm；②少到中等量蛋白尿，且以中分子蛋白质为主，即使有大量蛋白尿，也无明显低蛋白血症和水肿等；③肾脏体积增大，肾小球滤过率增加；④肾活检表现为肾小球体积普遍增大，或伴有局灶节段肾小球硬化病变；⑤无明显糖尿病。

临床上部分患者虽有大量蛋白尿，却无明显的低蛋白血症。目前的解释有：①肥胖相关性肾病蛋白尿的形成和发展相对缓慢，机体能够充分发挥其代偿机制，导致血白蛋白水平不至于下降得过低；②肥胖患者多有高生长激素血症，生长激素可以促进体内蛋白质合成；③免疫因素在肥胖患者发病过程中占的比重较少，因此出现蛋白尿的同时，不会有明显的低蛋白血症。

误 34. 胖子得了肾病，仅需减肥就行

认知误区

肾病是由肥胖引起的，节食就可以达到减肥的目的。体重控制了，肾脏病自然而然就好了，不需要其他治疗。

正解与忠告

基于肥胖相关性肾病的发病机制，该病的治疗集中于改善脂质紊乱和胰岛素抵抗，纠正肾脏局部存在的血流动力学异常。ACEI/ARB 已经被证实可以降低肾小球滤过率，减轻高滤过状态，改善胰岛素抵抗而不影响脂质代谢，并对心脏、肾脏等器官提供保护作用。

肥胖相关性肾病治疗的具体方案还包括饮食控制、适量运动及培养良好的生活方式。但单纯改善生活方式无法有效治疗肥胖，限制卡路里的摄入会引起机体产生相应的适应性反应，这种适应性反应会刺激机体摄入更多热量以及储存脂肪。目前需要采用更多以生物学为基础的多模式的个体化治疗策略，抵抗机体产生的代偿性、适应性反应，包括减肥药物、减重手术以及最新的腹腔内迷走神经阻滞装置等。

误 35. 高尿酸血症 = 痛风

认知误区

高尿酸血症和痛风的发病机制都是尿酸增高，所以它们是一回

事，没有区别。

正解与忠告

高尿酸血症是指在机体体温 37°C、血 pH 为 7.4 的生理条件下，血清中尿酸含量男性超过 420 μmol/L（7.0mg/dL）或女性超过 360 μmol/L（6.0mg/dL）。痛风是嘌呤代谢紊乱和 / 或尿酸排泄减少引起的一组疾病，临床常表现为高尿酸血症、反复发作的急性单关节炎、尿酸盐形成痛风石沉积、痛风性慢性关节炎、关节畸形、慢性间质性肾炎和尿酸性尿路结石。由此可知，无症状性高尿酸血症不等于痛风，只有部分高尿酸血症患者（5%~12%）最终会发展为痛风。

随着生活水平的提高，饮食中嘌呤含量越来越高，痛风发病年龄日趋年轻化，继发性痛风甚至有少年患者。对于更年期后的女性，由于体内雌性激素水平大大降低，痛风的发生率反而升高。

误 36. 高尿酸血症对肾脏无影响

认知误区

尿酸高了，仅仅是关节痛而已，跟肾脏病没关系。

正解与忠告

高尿酸血症与肾功能损害有关。高尿酸血症可导致尿酸在肾脏沉积，导致尿酸性肾病，主要包括：

（1）急性高尿酸血症肾病　多见于恶性肿瘤放、化疗后，血尿酸突然明显升高，大量尿酸结晶广泛阻塞肾小管管腔，导致少尿或无尿的急性肾损伤。

（2）尿酸性肾结石　多呈砂石状，较难发现。结石小者，无任何表现；体积较大者，可引起肾绞痛。单纯尿酸结石在X片上不显影，而混合性结石可在X片上显示出结石影。

（3）慢性高尿酸血症肾病　主要病理改变为慢性间质性肾炎，肾小管功能受损早于肾小球功能受损。早期仅表现为夜尿增多、多尿、尿比重低、少量蛋白尿（以小分子为主）、有或无镜下血尿。晚期肌酐清除率下降，血尿素氮和肌酐升高，肾功能损害可致尿酸排泄进一步减少，加重尿酸在体内堆积，加重肾功能损害，终末期可出现尿毒症。

研究显示，高尿酸血症会增加新发肾脏病的风险，血尿酸每升高1mg/dL，新发肾脏病风险增加7%；同时，高尿酸血症会促进肾脏病进展，血尿酸水平每升高1mg/dL，每年肾小球滤过率（GFR）下降3mL/（min · 1.73m^2）的风险增加14%。此外，高尿酸血症会增加慢性肾脏病患者心血管疾病和全因死亡风险。

慢性痛风性肾病发生肾功能不全时，需与其他肾脏病引起肾功能不全继发高尿酸血症相鉴别，后者特点如下：①男女发病率无明显差异；②血尿酸水平较高；③痛风发作少；④尿酸排泄明显减少。

误 37. 痛风发作了才用药，好转了就可以停药

认知误区

痛风病情进入慢性期或间歇期后症状轻微，治与不治一个样。

正解与忠告

痛风性关节炎发作前，有局部刺痛、胀痛等先兆，越早使用控制发作的药物，疗效越好。临床上常用的控制痛风急性发作的药物包括秋水仙碱、非甾体抗炎药、糖皮质激素等。

痛风急性症状控制后需服用降低血尿酸的药物。因为沉积在组织中的尿酸溶解到血液中仍需时日，因此血尿酸正常并不代表全身的尿酸总量已经减少到正常范围。根据高尿酸血症的原因，选择使用降低血尿酸的药物，如尿酸产生过多，选择使用抑制尿酸生成药，如别嘌醇、非布司他；如尿酸排泄减少，则选用促进尿酸排泄药物，如丙磺舒、苯溴马隆等。

对于有痛风石的患者，建议将尿酸降到 300 μmol/L 以下，因为这样有利于痛风石的溶解；对于有痛风性关节炎、心脑疾病、糖尿病、高血压、肾功能不全的患者，建议将尿酸降到 360 μmol/L 以下；对于无痛风性关节炎、心脑疾病、糖尿病、高血压、肾功能不全的患者，建议将尿酸降到 420 μmol/L 以下。

误 38. 痛风急性期要使用降尿酸药物

认知误区

痛风是由高尿酸引起的，当痛风急性发作时，应尽快使用降尿酸药物。

正解与忠告

痛风急性发作期禁止使用降尿酸药物。因为降尿酸药物不仅没有抗炎止痛作用，而且还会使血尿酸下降过快，促使关节内痛风石表面溶解，释放出不溶性尿酸盐结晶，被趋化而至的白细胞吞噬后会释放炎性因子和水解酶，从而加重关节炎症或引起“转移性痛风”。因此，在痛风急性发作期间，不宜加用降尿酸药，而应该在疼痛症状完全缓解、过了急性期之后再服用降尿酸药。

如果患者平时就在服用降尿酸药物，那么，在痛风的急性发作期要保持“不增量、不减量”的原则，避免体内的血清尿酸浓度出现大的波动而加重病情。

如有可能，尽量避免使用影响血清尿酸排泄的药物，如青霉素、噻嗪类及呋塞米等利尿药以及维生素 B_1、维生素 B_2、乙胺丁醇、吡嗪酰胺、左旋多巴等药物。

误 39. 得了痛风，远离美食

认知误区

痛风患者 =“假和尚”。

正解与忠告

很多患者在得知患上痛风后，对日后的饮食等深感忧虑，甚至过上了“假和尚”的生活。其实，痛风患者在饮食上有很多选择，但饮食原则要记牢。

拒绝高尿酸血症，从口开始。人体内的尿酸主要来源于两方面：①内源性，为人体细胞核分解代谢产生，约占体内尿酸总量的80%；②外源性，由摄入的富含嘌呤的食物（如动物内脏及某些肉类及海鲜）分解代谢产生，约占尿酸总量的20%。外源性因素是可控的，因此高尿酸血症和痛风患者应严格实行低嘌呤饮食。其中，水果、谷类、坚果、蛋类、牛奶、海蜇、海参、海藻等为低嘌呤食物，鼓励食用；肉类、水产、豆制品为中等嘌呤食物，建议适当食用；动物内脏、贝壳类海产品、浓汤为高嘌呤食物，建议避免食用。

除了饮食，还要进行其他生活方式干预，包括忌酒、多饮水、控制体重等。

（1）喝水　主动喝水，最佳饮水时间是两餐之间、清晨及晚上。苏打水是理想选择，如难以接受，也可以多饮白开水、淡茶水，但不建议饮用含糖饮料和果汁。保持每天的尿量在2000~3000mL，不建议每天尿量＞3000mL。

（2）酒精　酒精是痛风的催化剂，对痛风患者百害而无一利。酒精能使体内乳酸堆积，而乳酸对肾小管排泄尿酸具有竞争性抑制作用，可使血尿酸急剧升高，诱发痛风急性发作。啤酒除具有上述作用外，还因为嘌呤含量高，更易导致高尿酸血症。

（3）减肥　肥胖患者应减肥，因为肥胖容易导致代谢综合征，高尿酸血症是其组分之一，而且高尿酸血症引起尿酸性肾病时，代谢综合征的其他组分，如高血压、高血糖及脂代谢紊乱还可能加重其肾损害。

40. 血压高但没什么不舒服就可以不吃药

认知误区

单纯血压高的情况下，如果没有不舒服就说明不会对身体造成损害，因此可以长期不监测血压，不去医院就诊，也从来不吃药，任由血压发展。

正解与忠告

有的人因为长期高血压，身体已开始适应了，没有感觉并不代表高血压对身体没有损害。原发性高血压通常发生在 20 岁以后，随着年龄的增加，患病率也增加。70 岁以上的人群中，2/3 的人患有高血压，而且患病率呈逐年上升趋势。在高血压患者中，较高的血压与发生靶器官损害直接相关，长期高血压会导致心血管疾病、脑血管疾病、慢性肾脏病、外周动脉疾病以及视网膜病变等。因此高血压患者不能凭个人感觉决定是否吃药，一定要有客观的依据。定期测量血压，如果收缩压大于 140mmHg 或舒张压大于 90mmHg 就可确诊为高血压，即使无不适感觉，该吃药时还是要按时吃药。

患者在患病过程中，一旦出现持续微量白蛋白尿或轻到中度蛋白尿，或出现肾小管功能损害，就应考虑高血压肾损害。降压需要更严格的标准才能延缓肾脏损害进展，不能等到出现肾功能损害、肾小球硬化、肾小球滤过率下降再去医院就诊。如果到了肾小球滤过率下降、肾功能异常的阶段，那么患者的肾脏功能已经无法恢复，并且会逐渐发展至尿毒症阶段。因此，有高血压肾损害的患者应早期监测血压，早发现、早治疗，避免肾功能进一步受损害。

误 41. 血压正常就可以停药了

认知误区

有些高血压患者认为，在服用降压药一段时间后，血压降到正常水平就可以不用吃药；还有人认为，“是药三分毒”，降压药也一样，不能长期服用。

正解与忠告

每种降压药物都有一定的代谢时间，停药后体内有一定量的药物没有被代谢，还需要一段时间后才会完全失效，就会出现血压正常的假象。停药后血压水平可能会在短期内保持正常，但最终还是会上升到治疗前的高度。我们要认识到，血压控制得好是因为吃药的原因，一旦停药，血压就会升高。有的人停药了不测量血压，殊不知血压已经又悄悄地升高了。尤其是用长效降压药时，停一两天后，因其没被完全代谢掉，还能起一部分作用，但过后血压悄悄地高起来，会对身体造成伤害，尤其是对心脑肾影响较大，容易出现高血压肾损害。所以，只要没有出现低血压反应，还是需要长期坚持服用降压药物，将血压控制在目标范围内。

美国最新的高血压指南将降压目标值设定为130/80mmHg；2018欧洲高血压指南推荐所有患者的第一降压目标值均为140/90mmHg（包括老年人）。如耐受降压治疗，大部分患者可降至130/80mHg,

甚至更低。如果血压较低，可调整降压药物剂量或品种，但不可完全停药，并且应在严格监测血压的情况下服药。目前高血压缺乏根治方法，多数患者需长期甚至终生服药。降压药物的副作用因种类不同而有区别，与激素、免疫抑制剂、化疗药物等相比，其副作用非常小，长期服用对人体无大的伤害。相反，其控制血压达标，对心脑肾等脏器的保护作用却远远大于其副作用。

误 42. 血压时高时低不需要治疗，不会引起高血压肾损害

认知误区

人们往往认为只要血压不是持续性升高，就不需要服用降压药物治疗，等到血压持续性升高再服用也不迟。另外，降压药用得太早会导致以后用药无效，如现在症状不严重就不要用药。

正解与忠告

正常人的血压呈明显的昼夜节律，表现为双峰一谷，即在上午6~10时及下午4~8时各有一个高峰，而夜间血压明显降低。是否患有高血压不能仅凭一两次诊室血压测量值来确诊，一般需不同日期测量3次血压值且收缩压均≥140mmHg和/或舒张压≥90mmHg才可诊断高血压。为避免部分患者存在“白大褂性高血压”，可选用24小时动态血压监测，当动态血压监测收缩压平均值≥130mmHg和/或舒张压≥80mmHg可确诊为高血压。一旦确诊为高血压是需要治疗的，波动性的血压对身体损害很大。当然，确诊为高血压后，

应根据患者血压高低程度及是否存在靶器官损害来进行分级治疗，不能一概而论。

治疗高血压并不一定需要药物，早期可以进行生活方式干预，比如减轻体重、减少钠盐摄入、补充钾盐、减少脂肪的摄入、戒烟限酒、增加运动、减轻精神压力、保持心态平衡等。对于2级以上高血压、有心脑肾靶器官损害及改善生活方式后血压仍未获得有效控制的患者，需要应用药物治疗，同时应定期监测尿常规，以避免出现或早期发现高血压肾损害。

误 43. 只有引起肾功能异常的高血压才叫高血压肾病

认知误区

高血压患者出现蛋白尿无所谓，因为没有全身浮肿，只有出现肾功能异常时才叫高血压肾损害。

正解与忠告

对于原发性高血压但血压未能得到有效控制的患者，随着时间推移，40% 可出现蛋白尿，大部分表现为微量白蛋白尿，少数表现为非肾病程度（中少量）蛋白尿，极个别会出现肾病范围（大量）蛋白尿。出现高血压肾损害时，大部分患者不会出现全身浮肿。

高血压患者一旦出现蛋白尿，提示可能存在高血压肾损害。在高血压患者常规监测中，除监测血压控制情况外，还应定期监测尿微量白蛋白情况，以早期发现肾损害。轻到中度的原发性高血压患者已经存在肾血管阻力增加、肾血流量减少，肾小球滤过率可以正常或不正常；严重的高血压或原发性高血压晚期阶段可出现肾小球滤过率下降及尿浓缩功能受损，并逐渐出现肾小球硬化。

因此，被诊断为高血压的患者，应严格控制血压，同时定期监测尿蛋白，避免肾功能进一步下降。有效控制血压，减少尿蛋白，可以延缓患者肾损害的发展。当原发性高血压患者出现微量蛋白尿时，将血压控制在 130/80mmHg 以下，可以有效减少尿蛋白，同时起到保护肾作用。

误 44. 高血压肾损害患者需要服用激素及免疫抑制剂治疗

认知误区

对于肾病患者来说，治疗多以激素及免疫抑制剂来控制尿蛋白，因此高血压肾损害也需要应用激素治疗，如果不用激素治疗就是没有治疗肾病。

正解与忠告

激素及免疫抑制剂是对机体的免疫反应具有抑制作用的药物，能抑制与免疫反应相关细胞（T 细胞、B 细胞或巨噬细胞）的功能，降低机体免疫反应。一般对于存在免疫系统激活或肾活检穿刺提示存在免疫复合物沉积肾病、新月体肾炎等自身免疫系统疾病的患者，常规应用激素及免疫抑制剂治疗。高血压肾损害主要表现为良性肾小球硬化，它首先影响肾小球前的动脉血管（主要是入球小动脉及小叶间动脉），病理表现为小动脉中层的血管平滑肌细胞被结缔组织取代，还经常有透明样物质在内膜下蓄积。因此，在高血压肾损害患者中不存在免疫激活或免疫复合物沉积等，治疗不会使用激素或免疫抑制剂。高血压肾损害患者治疗主要以控制血压达标为主，辅助一些改善微循环的治疗，除非临床表现有大量蛋白尿或肾穿刺活检病理改变提示高血压合并其他免疫复合物沉积的肾病，才会考虑在降压基础上给予激素及免疫抑制剂治疗。

误 45. 血压高了不在乎，或不测血压盲目服药

认知误区

在临床中经常会遇到一些年轻人血压高但不自知，还有一些高血压患者只服药，从来不监测血压，他们认为只要服药，血压就自然而然会在正常水平，长期服药不会引起身体损害。

正解与忠告

高血压最大的敌人是不知晓，而治疗最重要的是，要积极有效地控制血压达标，避免高血压引起靶器官损害。因此，持续监测血压对治疗效果至关重要。如果只服降压药而没有监测血压，患者的血压很可能始终持续在一个较高的水平，不仅不能控制血压稳定，还可使病情恶化，诱发心脑血管疾患及高血压肾损害。一旦开始服用降压药，就应该监测血压。服药期间每天定时测量血压，将血压

降到一个标准的水平并维持。

2017 年，美国最新的高血压指南对高血压的诊断治疗标准进行了重大更新，高血压被新定义为≥ 130/80mmHg，＜ 120/80 为正常血压，收缩压在 120~129mmHg，舒张压小于 80mmHg 为血压升高，在（130~139）/（80~89）mmHg 为 1 级高血压、≥ 140/90mmHg 为 2 级高血压。建议对所有血压升高或 1 级、2 级高血压患者首先进行非药物治疗；有心血管病或 10 年动脉粥样硬化心血管病风险＞ 10% 的 1 级高血压和 2 级高血压患者，需在非药物治疗基础上加用药物治疗，降压治疗目标值为 130/80mmHg。对于能自己活动的＞ 65 岁的老年人也应执行此目标血压。要求在早上服药前和晚餐前应至少测量 2 次血压，间隔 1 分钟，然后取平均数。如果要更换降压药物，应在药物变动 2 周后获取 1 周的血压值，并交给医生评判。在独处的安静环境中休息后应用自动血压测量工具自测血压，可避免诊室高血压的发生。

在《2018 年欧洲高血压指南》中，高血压诊断虽仍沿用过去的诊断标准，即 1 级高血压为（140~159）/（90~99）mmHg，2 级高血压为（160~179）/（100~109）mmHg，3 级高血压为≥ 180/110mmHg，收缩压≥ 140mmHg，舒张压＜ 90mmHg 为孤立收缩压期高血压，但指南中正常血压也下降为（120~129）/（80~84）mmHg，所有患者的第一降压目标值为 140/90mmHg（包括老年人），如耐受降压治疗，大部分患者应降至 130/80mmHg，甚至更低。高血压诊断标准及降压目标值的下调，是因为大量的最新研究发现，强化降压措施明显降低了心血管病的风险。值得强调的是，新标准的提出可能增加了高血压人群的数量，但诊断为高血压是“黄牌警告”，并不意味着一定要吃药，而是可以首先通过生活方式干预来降低危险，大大减少现在身边常见的年轻人突发心脑血管病猝死的现象。

误 46. 高血压患者适合服用短效降压药物

认知误区

很多人认为，短效降压药物起效较快，代谢也较快，不像长效降压药，不仅药价贵，降压作用还慢，因此高血压患者可以长期服用短效降压药物。

正解与忠告

降压药有长效制剂与短效制剂之分，短效降压药如卡托普利、硝苯地平等,有吸收快、起效快的优点。但是,短效制剂也有它的缺点,如维持药效时间短，会引起较大血压波动；用药次数频繁，需要每天服用 2~3 次；患者容易出现漏吃药的情况。

长效降压药物通过特殊工艺处理，如硝苯地平控释片、非洛地平缓释片等，每天服用 1 次，能使药物缓慢均匀释放，保证血压长时间维持在一个相对平稳的水平，避免血压较大波动引起心脑肾靶器官损害。从降压效果、靶器官保护、依从性方面综合考虑，长效降压药有明显的优势。

在降压药物的研发潮流中，长效降压药正在逐渐取代短效降压药。因此，为了保持治疗的规律性和长期性，建议大家使用长效降压药。研究显示，合并肾损害的高血压患者经常需要多药联合才能达到目标血压。长效降压药物的代表药品有硝苯地平控释片、非洛地平缓释片、苯磺酸氨氯地平、苯磺酸左旋氨氯地平片、缬沙坦、氯沙坦、厄贝沙坦等。

误 47. 高血压肾损害不能应用 ACEI 或 ARB 类药物降压

认知误区

血管紧张素转换酶抑制剂（ACEI）及血管紧张素Ⅱ受体拮抗剂（ARB）类药物应用时间久了会影响患者肾功能，引起高钾血症等副作用，因此，对于高血压肾损害患者，不宜应用 ACEI 或 ARB 类药物。

正解与忠告

ACEI 及 ARB 类药物的主要作用机制是抑制心、脑、肾、血管壁等组织中血管紧张素Ⅱ的合成和生物活性，降低肾素血管紧张素系统的兴奋性，以使内皮素合成减少、血管舒张因子生成增多等，从而降低血压。对于肾小球来说，ACEI 及 ARB 类药物舒张出球小动脉的效果大于入球小动脉，故对于肾脏，ACEI 及 ARB 类药物可降低肾小球内高压，并且可以有效减少尿蛋白，同时降低肾小球滤过功能。对于肾衰竭患者来说，滤过降低的直接副作用是机体代谢物质排出减缓。因此，对于肾功能正常的高血压肾损害患者，ACEI 及 ARB 类药物可以使用；对于肾功能异常的患者，开始时可以小剂量给药，在患者可以耐受的前提下，逐渐上调至标准剂量。治疗2~4周后应评价疗效并复查血钾、肌酐水平及肾小球滤过率（GFR）。若发现血钾水平升高（＞5.5mmol/L）、GFR降低＞30%或肌酐水平升高＞30%，应减小药物剂量并继续监测，必要时停药。对于血肌酐水平显著升高（＞265 μmol/L）者应尽可能避免使用ACEI类降压药。

误 48. 出现蛋白尿就一定是高血压肾损害

认知误区

因为自己患有高血压，所以一旦出现蛋白尿就一定是高血压肾损害。

正解与忠告

高血压性肾损害是指由于患者血压没有得到有效控制，长期高出正常范围，从而导致肾小动脉硬化、肾单位萎缩或消失等一系列肾脏功能和结构改变。

本病患者往往合并有其他高血压靶器官损害，如动脉硬化性视网膜病变、左心室肥厚、冠心病、心力衰竭和脑动脉硬化等。一般而言，本病多见于40岁以上、高血压病史在5年以上且血压长期得不到有效控制的患者。大部分患者临床表现为微量蛋白尿，少数表现为非肾病范围蛋白尿，罕见有肾病范围蛋白尿。

临床上，对于高血压患者，除严密监测血压外，应定期监测尿微量白蛋白，以早期发现肾损害。高血压肾损害的诊断通常基于临床表现判断，不常规做肾活检来进行病理证实。但临床若出现与判断不相符的大量蛋白尿同时合并有高血压，而无其他高血压靶器官损害时，患者可能是在原有高血压基础上合并了其他肾脏疾病，应考虑行肾活检穿刺明确诊断。所以说，临床有高血压出现肾损害，不一定就是高血压肾损害。

误 49. 高血压患者出现双下肢水肿，就一定是出现了高血压肾损害

认知误区

临床上经常会碰到一些患者，由于高血压病史较长，当他们有双下肢水肿的症状时，便认为自己出现了高血压肾损害，且认为水肿是肾功能不佳才导致的，甚至有人认为这是尿毒症的先兆而过度紧张。

正解与忠告

临床上，有高血压患者突然出现双下肢水肿，一般常考虑以下几个方面：

首先，是否存在心功能不全，如充血性心脏病。因为心脏泵功能衰竭，心肌收缩力差，血流缓慢，使血液多滞留于周边血管，血管内压增加，水分外渗至血管外，而下肢距离心脏较远，通常最容易引起水肿。完善心脏彩超等检查可确诊；服用增强心肌收缩的药

物以改善血液循环，水肿也会获得改善。

其次，当肝脏功能不好时，也会有下肢水肿，如肝硬化患者常见的临床表现是脸色变黄、腹水、下肢水肿。肝功能差时，患者食欲下降，肝脏合成蛋白的能力下降，出现白蛋白降低，血管内的水分便渗出血管，组织间隙水分增加，下肢出现水肿。

最后，应考虑肾脏方面的疾病。大量蛋白尿可导致低蛋白血症，出现双下肢水肿。

容易引起双下肢水肿的其他因素还有下肢静脉瓣膜功能不良、淋巴管阻塞造成淋巴液回流不良、下肢感染等。

高血压肾损害出现少量蛋白尿至中量蛋白尿，一般不会引起低蛋白血症。因此，高血压患者出现双下肢水肿时，绝大部分不是高血压肾损害。也不用过分担心双下肢水肿是尿毒症的先兆而紧张过度，不良的心理因素对人体健康不利，对已有症状的缓解也是有百害而无一利。

误 50. 治疗疾病的药物不会引起肾脏损害

认知误区

药物都是治疗疾病的，不会引起肾脏损害。

正解与忠告

患者为追求身体康复和疾病治愈需短暂或长期服用药物，俗话说“是药三分毒”，药物既可以治疗疾病，也可以损伤患者身体，药物性肾损害就是最常见的并发症之一。

世界上不存在绝对安全的药物，西药、中药、生物制剂等均可产生药物性肾损害。肾脏血流量丰富、代谢活力强，是各种药物及其分解代谢产物最重要的代谢和排泄器官，对药物毒性易感性也强。肾脏有多种活性酶，可以将药物降解为有毒代谢产物，肾小管内酸碱调节影响药物溶解度，可能导致药物及代谢产物在肾脏析出沉积，堵塞肾小管；肾脏特有的浓缩功能也会导致药物在肾脏蓄积。由于解剖和生理上的特殊性，肾脏极易受到药物及其代谢物损害。据统计，约 20% 的成人急性肾损伤是由临床药物导致的。所以，人们应高度重视药物性肾损害。

误 51. 药物直接破坏肾脏，引起肾脏疾病

认知误区

我们吃进去的所有药物之所以损害肾脏，都是因为药物会直接破坏肾脏。

正解与忠告

药物性肾损害发生的原因有多种，主要包括：

（1）药物直接引起肾损害　此类损害最易发生在代谢活跃且药物易于蓄积的肾小管。药物溶于血液后转运至肾小管，在肾小管浓缩作用下达到中毒量浓度，直接损伤肾小管细胞，损害细胞膜，改变细胞膜通透性；异常的跨膜离子转运，破坏细胞内线粒体，抑制

细胞内酶活性，阻断细胞内转录、翻译过程，导致直接性肾脏损伤。此类损伤多与药物剂量有关。

（2）药物影响肾脏血流分布　药物可引起全身血容量重新分布，肾脏血流量减少，肾前性肾灌注不足，肾小球滤过率下降，导致肾损伤发生。如药物引起的过敏性休克、弥漫性血管内凝血、脱水、前列腺素生成等，都可导致肾小球滤过率下降，造成肾脏缺血性损伤。

（3）药物产生的免疫性肾脏损害　某些药物及代谢产物可以作为致病抗原，导致机体产生异常免疫反应，使抗原－抗体复合物沉积在肾脏组织，损伤肾小球、肾间质和肾小管等。此类损伤多因对药物过敏所致，与药物剂量无关。

（4）药物引起酸碱失衡肾损害　某些特殊药物可引起水电解质紊乱、肿瘤细胞溶解综合征，以及糖、脂肪、蛋白质等营养物质代谢紊乱等导致肾脏损害。

（5）药物性梗阻　某些药物在肾小管析出，淤积并堵塞肾小管，最终造成肾内梗阻；某些特殊药物引起腹膜后纤维化、输尿管阻塞等，发生肾外梗阻。因此，患者在服用任何药物前，除遵医嘱外，均需仔细阅读药物说明书，根据不同药物的特性，合理规避药物的毒副作用。

误 52. 患者发生药物性肾损害的表现都一样

认知误区

既然都是药物性肾损害，那么患者的表现都是一样的，跟吃哪种药没有关系。

正解与忠告

药物性肾损害根据损害的类型不同，临床表现各异，常见的临床症状有：

（1）急性肾损伤　最常见的是急性肾小管坏死、肾小管损害和肾间质水肿。药物可通过血流动力学异常造成肾前性急性肾损伤，药物晶体析出等阻塞肾小管可造成梗阻性急性肾损伤。

（2）急性间质性肾炎　此类药物性肾损伤主要是药物引起免疫反应造成的。主要表现为肾间质广泛淋巴 - 单核细胞浸润，多合并有全身过敏反应，可出现皮肤出血点、荨麻疹等，肾脏表现为蛋白尿、血尿等，肾小管受损可出现尿糖、肾小管性蛋白尿、肾功能进行性下降。

（3）肾炎 / 肾病综合征　主要表现为蛋白尿、血尿、水肿、低蛋白血症、肾性高血压、高脂血症等肾炎或肾病症状，后期可出现慢性肾功能不全。

（4）肾小管功能损害　药物及代谢产物损伤肾小管导致电解质紊乱（低钾 / 低钠 / 低镁血症等）、尿成分异常（Fanconi 综合征、尿崩症）、肾小管酸中毒等。

（5）慢性肾衰竭　长期药物性肾损害会导致肾间质纤维化、肾小管萎缩、局灶或弥漫性肾小球硬化，部分严重患者需长期进行肾脏替代治疗。

患者若在用药过程中出现以上现象，需立即至医院就诊，并告知医生服药史，以便医生及时诊断、及时处理。大多数患者的药物性肾损伤是可以治愈的。

误 53. 所有的药物都能引起肾脏损害

认知误区

临床遇到一些患者，无论医生怎么强调治疗的重要性，他们都害怕药物的副作用，坚决不吃药。在他们看来，所有的药物都可以引起肾脏损害。

正解与忠告

并非所有的药物都会引起肾脏损害，但也不存在绝对安全的无肾毒性药物。我们要求严禁滥用药物，用药前必须咨询专科医务人员，避免药物间相互作用，将药物性肾损害的可能性降到最低。目前临床抗生素、造影剂和非甾体类抗炎药物是造成医院获得性药物性肾损害的前三类药物。但是，近年来，含中药成分的保健品、非处方中成药等造成的慢性肾脏病越来越多。临床常见的易引起肾脏损害的药物包括：

（1）抗感染药物　临床发现，所有的抗感染药物均可以引起药物性肾损害，其中以氨基糖苷类、β－内酰胺类、抗结核类、喹诺酮类最为常见。氨基糖苷类药物是所有抗感染药物中最容易损伤肾脏的药物，常见的有链霉素、阿米卡星等；头孢菌素类抗生素直接损伤肾脏，多见于第一、第二代抗生素，临床常见有头孢氨苄、头孢唑啉、头孢噻吩等，也常见三代头孢哌酮和头孢噻肟损伤肾脏；亚胺培南等碳青霉烯类、万古霉素、多黏菌素B等均有临床药物性肾损伤报道。结核病高发，患者需要足量、联合、全程抗结核药物治疗，其中利福平肾毒性最强，最易引起肾脏损伤，临床主要表现为血尿、蛋白尿等，部分患者合并有免疫性溶血性贫血、血小板减少性紫癜等血液系统异常；阿昔洛韦、更昔洛韦、茚地那韦、替诺福韦等抗病毒药物多以原形状态从肾脏排出，易从尿液中析出而堵塞肾小管，临床常出现用药后腰痛、恶心、呕吐、少尿等，严重者可出现急性肾衰竭；两性霉素B因其独特的抗真菌作用被广泛应用于临床，但由于其较强的肾毒性会给患者造成不可逆的肾脏损害，因此对于有肾功能不全和潜在肾脏危险的患者应慎用此类药物，若必须使用，临床应从小剂量开始用药，并做好药物水化。

（2）非甾体消炎药　该药是临床应用最为广泛的一类药物，但几乎所有的药物都有肾毒性。临床常见的有塞来昔布、罗非昔布、尼美舒利等，家庭常备的非处方止痛药物，含有非那西汀、对乙酰氨基酚的感冒药物，长期服用可引起肾乳头坏死，应引起高度重视。

（3）抗肿瘤药和免疫抑制剂　目前临床常用的肾毒性较大的抗肿瘤药物有顺铂、异环磷酰胺、甲氨蝶呤、西妥昔单抗、丝裂霉素、吉西他滨等，此类药物多为剂量依赖性，主要表现为肾小管损伤。临床常见的免疫抑制剂如环孢素、他克莫司、硫唑嘌呤、咪唑立宾、环磷酰胺等，均有较强的肾毒性。

（4）其他西药　①造影剂：选用非碘、非离子型、低渗造影剂，使用前后水化；②利尿剂：氨苯蝶呤、呋塞米、氢氯噻嗪、甘露醇、右旋糖酐等；③精神类药物：卡马西平、三甲双酮、苯妥英钠等；

④麻醉药物：甲氧氟烷、乙醚等；⑤重金属药物：青霉胺、依他酸盐等。

（5）某些中药　中药中不仅含有马兜铃酸成分（关木通、青木香、天仙藤、广防己等），还含有重金属成分（砒霜、朱砂、雄黄等）。其他常见肾毒性中药包括秋水仙碱、芦荟、黑豆、巴豆、草乌、雷公藤等。

虽然临床使用的许多药物都有肾毒性，但如果患者在医生的严格指导下，密切观察临床症状，按时监测反映药物毒副作用的临床指标，大多数的药物性肾损害是可以预防和处理的，切不可因噎废食，耽误了疾病治疗。

误 54. 医生对于药物性肾损害常常束手无策

认知误区

肾脏损害很难恢复，根本没有防治手段，一旦患上，神仙难救。

正解与忠告

药物性肾损害患者若采取积极有效的预防和治疗措施，可以明显减少药物性肾损害的发生率及死亡率。

（1）预防措施　①纠正各种潜在的危险因素，老龄患者严格掌握用药剂量，密切监测药物毒副作用，积极纠正慢性肾病、心功能不全、糖尿病、高血压及其他引起肾前性灌注不足等因素；②尽量选择肾毒性小的药物，避免同时使用多种肾毒性药物，严格遵守药物配伍禁忌；③严格控制药物使用剂量、疗程，并根据患者肾功能情况及时调整药物剂量和用药时间；④用药过程中进行尿液碱化、水化，保障充足的肾脏液体灌注，将尿液 pH 值提高至 7.5；⑤适量使用肾脏保护药物，如 N- 乙酰半胱氨酸、硫代硫酸钠、还原型谷胱甘肽、阿米福汀、美斯钠等，可以明显减少相关药物的肾脏毒性。

（2）治疗措施　一旦发现药物性肾损害，应立即停药并进行积极治疗，同时给予支持治疗，包括补充充足的液体、纠正酸碱及电解质紊乱、保证血流动力学稳定等。糖皮质激素可以明显减轻急性肾小管损伤，缓解全身过敏症状，加快肾功能恢复，防止肾间质纤维化，尤其要在有肾功能减退及肾脏病理提示肾间质炎性浸润较重、肉芽肿形成等情况下及早使用。还原型谷胱甘肽能抗氧化，可促进肾小管上皮细胞修复，急性肾小管坏死时应及早使用。碳酸氢钠可以碱化尿液，促进肾小管内蛋白、管型、尿酸盐等溶解，解除肾小管堵塞，适用于治疗药物结晶沉积而阻塞肾小管的患者。对于急性或慢性肾衰竭患者应间断行血液净化治疗，治疗中严格控制超滤量，避免发生肾前性血液灌注不足引起的肾脏缺血，容易延迟肾脏恢复。

误 55. 生产生活中的外界物质不可能伤害到机体内部的肾脏

认知误区

毒物都是吃进身体或输入身体的，生产生活中接触的物质一般不会损坏肾脏。

正解与忠告

工作、生活、生产过程中直接或间接接触有毒性的化学和生物制品，如原料、试剂、产品、生产废料废水等，可以引起肾脏结构和功能损害。主要原因包括生产、生活环境毒物浓度过高，防护措施不达标，违章、违规操作，突发性生产事故等。主要损害机制包括：①直接中毒损伤：为毒物性肾损害的主要方式，与毒物暴露强度密切相关。毒物引起血液循环障碍导致肾脏缺血坏死，吸收入血毒物及代谢物堵塞肾小管引起肾内梗阻性肾损害，毒物及代谢物引起肾脏免疫反应，毒物抗原－抗体复合物沉积于肾脏损伤肾小球、肾小管等。②毒物致癌作用：毒物及其代谢产物引起肾脏组织亚硝基化，有明确肾脏致癌性。

误 56. 生产生活中不可避免的化工化学产品都会引起肾脏损害

认知误区

随着现代工业的发展，生产生活中不可避免地会接触到化工化学产品，只要接触都会引起肾脏损害。

正解与忠告

人们日常生产、生活中都会接触到各种各样的化学、生物、重金属等多种有肾毒性的产品，引起了人们极大的恐慌。其实并不是只要接触有肾毒性的产品都会引起肾脏损害，只有长期慢性接触某种产品或短时间内大量接触某种产品才有可能发生毒物性肾损害。

（1）直接肾毒性物质　①含重金属及类金属的生产及生活品，如金、汞、镉、锂、砷、银、铋等；②生产生活中的有机溶剂和农药，如芳香烃、卤代烃、脂环烃等，有机磷、有机硫、有机氯、有机砷、百草枯等；③日常合成燃料，如硝基和亚硝基燃料、偶氮染料等；④有机化合物，如酚、醇、醚、酮、醛、酰胺等。

（2）间接肾毒性物质　①溶血性血红蛋白尿，如砷及砷化物等直接溶血，工业性毒物免疫性溶血，脂肪族硝基化合物、芳香族氨基及硝基化合物等珠蛋白小体溶血；②肌红蛋白尿，如一氧化碳、乙醇、异丙醇等引起骨骼肌细胞溶解，使得肌红细胞从尿中排出，导致肌红蛋白尿；③免疫性损害，如金、铋、汞等引起急性间质性肾炎，金、银、汞、镉、有机溶剂、硅等引起肾小球肾炎。

在日常生活中，人们应注意避免长时间接触化工化学产品，并了解毒物引起肾损害的类型，做到及时发现中毒、及时脱离接触，这样是可以避免毒物性肾损害的。

误 57. 日常生产生活中，人们无法在第一时间发现肾毒性毒物引起的肾脏损害

认知误区

肾毒性毒物看不见、摸不着，日常生产生活中无法避免接触这些物质，不是专业人员，也不能发现毒物性肾损害。

正解与忠告

人们如果有长期少量或短期内大量接触有毒化学物质工作史、生活史等，一旦出现尿量、尿常规、肾功能变化，均应首先考虑毒物性肾损害。经进一步现场流行病学和卫生学调查，排除其他病因导致的类似疾病，即可以确诊为毒物性肾损害。

（1）急性毒物性肾损害　短时间内有大量肾毒性毒物进入人体，造成急性肾衰竭，引起肾脏急性功能障碍和结构损伤，如急性肾小管坏死（直接毒性所致，多发生在近端肾小管，尿中出现大量肾小管上皮细胞及颗粒管型，尿红细胞及蛋白量少，可合并有急性肾衰竭）；急性肾小管堵塞（毒物及代谢物造成肾小管机械性堵塞，肉眼血尿或结晶尿多见，肾绞痛，突发少尿、无尿等）；急性过敏性肾炎（毒物及代谢物引起肾脏免疫性损伤，肾脏损伤多合并有全身过敏反应）。

（2）慢性毒物性肾损害　长期接触较低剂量肾毒性毒物引起肾脏结构损伤和功能障碍，多表现为慢性间质性肾炎。患者长期存在夜尿增多、少量蛋白尿、血尿，在不知不觉中发展至慢性肾功能不全及肾衰竭。

误 58. 毒物性肾损害不能治疗

认知误区

与药物性肾损害一样，发生毒物性肾损害后也不能治疗，最终都会发展为尿毒症。

正解与忠告

发生急性毒物性肾损害的患者如能得到及时、有效、专业的治疗，多数人均能取得较好的治疗效果；对于慢性毒物性肾损害和毒物引起的肾脏肿瘤，积极有效的治疗能延缓肾功能衰竭的进展，改善患者的生活质量。

急性中毒性肾损害的治疗原则应以预防为主，及早发现，积极治疗。所有在短时间内有大量肾毒性毒物接触史的患者，均应密切监测尿量及尿生化检查至少48小时，如果出现尿量及尿检异常，应进一步检查肾小球滤过率、肾功能、电解质等。尽快清除体内肾毒性毒物，立即脱离肾毒性毒物接触，弃掉污染衣物，清洗皮肤、胃肠道等。金属中毒可使用络合剂。如出现急性肾衰竭，应立即行血液透析治疗，同时给予特效毒物中和剂，防止酸碱和离子紊乱，预防血容量不足和低血容量休克等。积极治疗急性肾损伤，加强利尿工作，促使毒素快速排出，改善肾脏微循环，避免肾脏缺血性坏死，碱化尿液，防治毒物及代谢物肾小管淤滞。如出现蛋白尿、急性肾损伤等，应早期、足量、短期给予糖皮质激素、氧自由基清除剂等。对于血液中毒物应及早启动血液透析，进行预防性血液净化治疗，采用血浆置换、血液灌流、血浆吸附、血液透析等多种联合透析模式，及时清除患者体内毒物及代谢物。早期血液净化治疗可减少毒物进一步损害肾脏，促使肾功能恢复。同时加强对症治疗，防治并发症，改善症状，促进病情恢复。

有长期慢性肾毒性毒物接触史的肾损害患者多为慢性间质性肾炎，早期（肾小管功能障碍、无症状性蛋白尿）及时中止毒物接触，避免使用肾毒性药物等可促进肾脏恢复；中晚期患者治疗主要为保护残存肾单位、延缓肾脏病进展，禁止继续与毒物接触，严格、合理使用肾脏保护药物，避免肾毒性药物，减轻肾脏负荷，防止各种感染，积极对症治疗。如肾脏功能进展至尿毒症期，需要长期肾脏替代治疗。

如发现肾毒性毒物引起肾脏肿瘤，应及早脱离致病毒物接触，根据病情行肾脏切除。其余治疗用药同常规肿瘤治疗。

对于即将接触肾毒性毒物的从业者，上岗前必须进行全面体检，如有血尿、蛋白尿、慢性肝肾疾病等潜在危险疾病者，严禁从事此类工作；每年应定期、多次对此类从业者进行健康体检，早期发现职业禁忌证，及早调离该类工作岗位；在工作中，严格执行国家规定的各项毒物防护规范，预防在先，减少直接和间接进入从业者机体的毒物量，保护从业者的身体健康和生命安全。已有轻度和中度急性毒物肾损害患者，待病情恢复后可从事非毒物接触的正常工作；重度急性毒物肾损害患者如肾功能恢复正常，也可从事非毒物接触的正常工作，如肾功能未完全恢复，则应根据患者身体实际情况，给其安排力所能及的工作或让其休息。

误 59. 中药不会引起肾损害

认知误区

中药都是无毒无害的，长期服用可以强身健体、治疗疾病，不会引起肾脏损害。

正解与忠告

千百年来，中医药在疾病的治疗过程中发挥了不可忽视的重要作用，但中药绝不是无毒无害的。

20世纪70年代，著名的“龙胆泻肝丸事件”说的是，一些患者经常出现牙龈肿痛、口舌生疮等所谓“上火”症状，一吃“龙胆泻肝丸”症状立即就好，但反复服用后，一大批患者很快出现终末期肾衰竭，需长期接受透析治疗。这是因为龙胆泻肝丸中用关木通代替了木通，而关木通含马兜铃酸，是严重的肾毒性中药。

广防己具有利水消肿、祛风止痛之功用，过去常被用于治疗肾病水肿，但其也含有马兜铃酸，国家药监局已下发通知，于2004年9月30日起不再将其用作药品生产。

细辛在中药中是一味良药，具有解热、镇痛、局部麻醉、镇静、抗炎、兴奋心脏、扩张血管、增加冠脉血流、升高血压、免疫抑制、抗过敏、抗变态反应、镇咳平喘、解痉、提高新陈代谢、抗菌、抗肾炎、抗结节等作用，临床上被广泛用于风寒表证、各种疼痛证、诸窍不通证和肺寒咳喘证，乌梅丸、小青龙汤、当归四逆汤和麻黄附子细辛汤等都是含有细辛的常用方剂。但细辛来源于马兜铃科细辛属植物，其挥发油中之黄樟醚有肝肾毒性，并且是致癌物质，不宜长期服用或大剂量服用，也不宜制成中成药长期服用。

因此，切不可忽视中药的毒副作用，若长期大量服用，终会带来严重后果。

60. 肾脏病患者不能吃盐

认知误区

得了慢性肾脏病的患者不能吃盐，否则会加速肾脏病的进展。

正解与忠告

肾病患者由于疾病的问题，会引起体内水钠排泄障碍，导致水钠潴留，出现水肿、高血压等，因此要求肾病患者适当减少水、钠的摄入，以控制水肿和高血压。食物中最常见的含钠物质是盐，此外还有碱——碳酸钠、苏打——碳酸氢钠，进食含钠的盐、碱过多，容易使水、钠潴留在人体内，诱发水肿，所以对肾性水肿患者应该控制盐、碱摄入量。但盐是人体必需的物质，慢性肾病患者不是完全不能吃盐，关键是掌握量的多少，根据自身病情正确饮食，才能达到更好地预防疾病的目的。如果过分限制盐的摄入，会导致人体正常的血容量不能维持，血压下降，这样对慢性肾脏病患者也是不利的。所以，应该根据每个人的具体情况和疾病所处的阶段来决定钠的摄入量。对于正常人来说，每天摄入的盐量应为 5~6g，有的地区吃盐量为每人每天 12g，每天进盐 2~3g 即为低盐饮食。无盐饮食并不科学，时间长了人易乏力、头晕。有高血压或水肿时主张低盐饮食，一般认为每天 2~3g 盐对于慢性肾脏病患者是比较合适的。如果不能更好地确定食盐量，可以将饮食做得比平时淡一些，或保证血压在维持正常的同时不发生水肿。限制食盐的同时，所有高钠食品都应该限制食用，例如面酱、酱油、味精、咸蛋、腌菜等。

此外，肾病患者也要注意，一定要到正规的肾病医院检查治疗，对于肾病患者的饮食，一定要征求医生的建议，不可盲目效仿他人，更不可自行意会。

误 61. 激素副作用大，尿蛋白消失后要立即停掉

认知误区

慢性肾脏病的患者中，有一部分需要使用激素来治疗。在使用过程中，可能会出现激素的副作用，当肾病治疗好转，尿蛋白消失后，要立即停掉激素，以避免更多的激素并发症。

正解与忠告

长期应用糖皮质激素治疗疾病，在症状基本得到控制后，如果减量太快或突然停药，会出现：

（1）停药反应　长期中或大剂量使用糖皮质激素时，减量过快或突然停用可出现肾上腺皮质功能减退样症状，轻者表现为精神萎靡、乏力、食欲减退、关节和肌肉疼痛，重者可出现发热、恶心、呕吐、低血压等，危重者甚至会发生肾上腺皮质危象，需及时抢救。

（2）反跳现象　长期使用糖皮质激素时，减量过快或突然停用可使原发病复发或加重，应恢复糖皮质激素治疗并需加大剂量，待病情稳定后再慢慢减量。因此激素必须在医生指导下逐渐减量，减至最小量以后才能停药。

62. 肾病综合征患者需要高蛋白饮食或输注白蛋白以补充蛋白质

认知误区

肾病综合征患者因为尿里流失大量的蛋白，会出现低蛋白血症，所以需要通过饮食或者静脉输注的方法来补充蛋白质。

正解与忠告

肾病综合征患者输入人血白蛋白并不能解决尿蛋白的丢失问题，而且输入的白蛋白有相当一部分当天就会从尿中排出，此外，输入蛋白还会引起过敏反应。过多地输入白蛋白可能会加重肾脏和心脏负担，甚至会引起急性肾衰竭，诱发心功能不全。只有在肾病综合征伴有严重水肿，且应用利尿剂效果不佳时，才考虑静脉输注白蛋白以提高血浆胶体渗透压，其后给予利尿剂以提高利尿效果。对于肾病综合征患者来说，单纯输白蛋白是治不好的，而且白蛋白也并不是输得越多越好。因为白蛋白在体内停留时间不长，大量输入的蛋白会增加肾脏负担，加重肾损害。白蛋白为血液制品，尽管制作过程规范，但也不能确保不传染肝病，是否输入白蛋白需由病情决定。

63. 肾病患者的中药治疗效果优于西药

认知误区

肾病是慢性病，需要长期服药治疗，西药有很多副作用，而中药服用更为安全，且无副作用。

正解与忠告

中药并不能替代西药。有一部分肾病患者的治疗应该以抑制免疫与炎症反应药物为主，能用糖皮质激素的应优先选择激素治疗，对于病理类型比较重的，应使用激素联合其他免疫抑制剂治疗。临床上，常有患者因单独采用中药治疗而放弃免疫抑制治疗，结果导致病情加重或反复迁延不愈。尽管个别中药也有免疫抑制作用，但疗效尚不确定，特别是对病情较重的患者尤为不适合。

临床上，还可见患者因服用含有马兜铃酸的中成药而导致肾损害的。这类患者多因头痛、耳聋耳鸣、眼涩、便秘、肾结石或慢性肾小球肾炎等原因长期连续或间断服用了含马兜铃酸的中药制剂而引起肾损伤。所以，需坚决杜绝使用含有马兜铃酸成分的中药及成分不明的中药汤药。临床上应重视中草药的毒副作用，消除“中草药乃天然药物，无毒副作用”的世俗观念，加强中草药马兜铃酸含量的检测。服用偏方、秘方的患者应监测肾小管功能的变化，如果出现肾小管功能损害应立即停药。

误 64. 肾病患者怀孕后需停掉所有药物

认知误区

药物会影响胎儿的生长发育，肾病患者在妊娠后需停掉所有药物治疗。

正解与忠告

一般情况下，肾炎活动期的患者应在2~3年内避免妊娠，待临床指标、血清学检查等均提示病情缓解并稳定1年以上，血肌酐正常，血压控制良好的情况下，再考虑妊娠。同时，对于服用血管紧张素转化酶抑制剂或血管紧张素Ⅱ受体拮抗剂来控制血压的，需改用其他降压药物，在备孕前3个月需停用细胞毒类药物；有些药物，如小剂量激素不影响胎儿生长发育的，若病情需要可以继续使用，但是一定要在专科医生指导下使用。

误 65. 尿路感染的患者可以自行服用抗生素治疗

认知误区

出现排尿不适时一般都是有尿路感染，可自行服用抗生素治疗，无须就医。

正解与忠告

引起泌尿系感染的最常见的细菌是大肠埃希氏菌，近年来，随着抗生素的使用，大肠埃希氏菌的耐药率越来越高，且尿路感染的致病菌可能是细菌，也可能是支原体、衣原体、结核杆菌，甚至是真菌等，长期服用抗生素会产生耐药性及激发二重感染，因此不建议自行服用抗生素治疗。若出现尿路感染，应到正规医院检查确诊，并选用敏感、针对性强的抗生素治疗。

66. 出现血尿需要使用止血药物治疗

认知误区

无论人体哪个部位出血都要及时止血，而止血就需要止血药物，所以，出现肉眼血尿时必须使用止血药物。

正解与忠告

肉眼血尿是指肉眼看到的血样或呈洗肉水样尿。尿液中含有一定量的红细胞时称为血尿，仅在显微镜下才能发现红细胞者称为镜下血尿。一般1000mL尿液中含1mL以下的血，肉眼不能辨认，仅微浑；含2mL血的尿呈轻微红色；含4mL血的尿有明显血色。经离心的尿，每高倍视野中有3个以上红细胞时有病理意义。引起血尿的原因很多，根据肉眼血尿的定义大致可归为四类：

（1）泌尿系统本身病变　如肾盂肾炎、膀胱炎、肾结核等；免疫反应性疾患，如肾小球肾炎、肾病综合征等；泌尿系结石，如输尿管、肾结石等；泌尿系肿瘤，如膀胱癌、肾癌等；外伤、肾梗死、肾下垂、药物和毒物(如磺胺药、庆大霉素、卡那霉素、四氯化碳中毒)等。这种血尿主要是由肾脏血管破裂或毛细血管壁通透性增高引起的。

（2）泌尿系统邻近器官的病变　如前列腺炎、精囊炎、急性输卵管炎、子宫或直肠肿瘤等。这种血尿大多是炎症波及泌尿系统，引起尿路系统毛细血管通透性增高的结果。

（3）全身性疾病　如败血症、急性细菌性心内膜炎、钩端螺旋体病、流行性出血热等感染；血液系统疾病，如白血病、再生障碍性贫血、血友病、过敏性紫癜、血小板减少症；心血管疾病，如充血性心力衰竭、肾动脉硬化症；结缔组织疾病，如全身性红斑性狼疮、结节性多动脉炎等。

（4）运动性血尿　指健康人在剧烈运动后骤然出现的一过性血尿。它与运动强度过大，运动量增加过快，身体机能下降关系密切，经临床检查、化验检查及特殊检查找不到其他异常的变化及原因。运动性血尿多数表现为镜下血尿，少数呈肉眼血尿，一般运动后不伴随其他异常症状和体征，仅感疲劳乏力。运动中止后，血尿迅速消失，一般不超过 3 天，预后良好，对身体健康无影响。出现运动性血尿，可作为不适应运动负荷或身体机能下降的信号。

根据临床观察，肉眼血尿以泌尿系统的肿瘤、结核和结石最为多见。遇到血尿患者，应结合临床情况，确定出血部位，明确出血原因，再行治疗。

血尿是一个严重的症状，患者极度恐惧。其实，1000mL 尿中有 1~3mL 血就表现为肉眼血尿，此时失血是不严重的。血尿患者应根据不同病因，积极治疗原发病。多数患者不需要使用止血药。血尿患者平时应养成多饮水的习惯，少抽烟或不抽烟，少吃刺激性食物，忌服虾、蟹、辣椒、蒜、生葱、香菜、狗肉、马肉、驴肉。在平时的生活工作中，不能经常使膀胱高度充盈，一旦感觉到尿意，应立即去排尿，以减少尿液在膀胱中的存留时间。注意劳逸结合，避免剧烈运动。

误 67. 出现蛋白尿就一定要治疗

认知误区

有一些就诊者偶尔一次尿常规检查发现有蛋白尿，就要求医生立即进行治疗。

正解与忠告

蛋白尿，顾名思义，是指尿中含有蛋白质。健康人尿中亦可有少量蛋白，一般在24小时内不会超过0.15g，普通的临床检测方法不能发现微量蛋白尿，检查结果显示尿蛋白为阴性。如果尿液中蛋白质含量增多，尿液表面张力增大，排尿时可见尿中出现较多气泡。但是，即使受检者被检查出蛋白尿，也不能判定就一定有肾病发生。某些正常人在以下特殊情况下，也可以检测出尿蛋白，如寒冷季节、发高烧、剧烈疼痛、情绪紧张、剧烈活动、吃生鸡蛋过多、中毒等。第一次检查出蛋白尿时，必须再做检查。再检查仍出现异常时，就要接受进一步的肾脏与泌尿道的精细检查，然后综合全身症状来判断是否有肾脏疾病或是其他疾病。如果患者24小时尿蛋白定量小于1g，无明显血尿，一般预后良好，很少发生肾功能损害，可以使用血管紧张素转化酶抑制剂或血管紧张素Ⅱ受体拮抗剂进行治疗。但如果蛋白尿在1~3.5g之间，患者虽无水肿、高血压及肾功能损害的临床表现，但是肾活检的病理改变较严重，就需要使用激素或联合免疫抑制剂进行积极治疗。

68. 得了肾病就需要终身治疗

认知误区

大多数患者认为，一旦得了肾病就需要终身治疗，永远不能彻底治好。

正解与忠告

肾脏病是一种需要长期治疗的慢性病，在治疗期间很容易反复，其治疗效果与病理类型直接相关，因此要到正规医院进行系统的检查，寻找最佳、最有效的治疗方案。有相当一部分肾病患者在积极正规的治疗下，病情完全缓解，并在不服药的情况下，可长期维持稳定。

69. 有蛋白尿的慢性肾小球肾炎患者需长期服用激素和免疫抑制剂

认知误区

某位患者10年前被诊断为慢性肾小球肾炎，但长期尿蛋白阳性，24小时尿蛋白定量＜1g，伴有尿潜血阳性，肾功能轻度损害，肌酐在150μmol/L左右。因有长期蛋白尿，患者担心肾功能进一步恶化，要求继续服用激素和免疫抑制剂。

正解与忠告

慢性肾小球肾炎病情发展到一定阶段，病理显示肾脏以肾小球硬化、间质纤维化等慢性病变为主，此时虽表现为蛋白尿、血尿，但已失去激素和免疫抑制剂治疗的时机，若盲目长期使用激素和免疫抑制剂，不但不能控制尿蛋白和血尿，反而会由于激素和免疫抑制剂的副作用而对患者的全身脏器乃至生命带来威胁。因此，此类患者应到正规医院就诊，听从专科医生的建议。

误 70. 所有肾衰竭患者的肌酐必须达到尿毒症程度才需要透析

认知误区

常规肾衰竭患者肌酐大于707 μmol/L后需要透析治疗，之前都可以药物治疗，这个标准对所有患者都适用。

正解与忠告

大多数的肾小球肾炎患者，在肾功能进展、肌酐达707 μmol/L以上时，考虑进入尿毒症期，需进行透析治疗。而一些糖尿病肾病等疾病的患者血肌酐水平往往不能真实地反映疾病的严重程度，原因在于患者生病后食欲下降，蛋白质摄入减少，营养不良；蛋白合成障碍，肌肉总量下降，肌酐是肌肉的代谢分解产物，所以血肌酐水平不是很高。糖尿病肾病患者全身浮肿、消化道症状等比非糖尿病患者显著，经过临床观察，当肌酐大于352 μmol/L时，病情进展非常快，因此，糖尿病肾病患者需要更早地接受肾脏替代治疗。

糖尿病肾病肾衰竭时，透析的指征为：出现酸中毒，水钠潴留，高钾血症，并发慢性心衰。此时，应在常规强心、利尿、扩血管、纠正电解质紊乱的同时便开始透析。提前透析治疗可及时纠正酸中毒，防止脑水肿，降低死亡率。顽固性高血压患者口服各种降压药物不敏感时，应及时进行超滤脱水治疗，减轻心脏负荷，通过脱水及减少体内毒素，可明显缓解高血压症状，减少肾脏的进一步损害。老年人及消瘦患者应以内生肌酐清除率为判定标准。

误 71. 患有肾病不能怀孕生子

认知误区

得了肾病的患者，不管是什么类型的肾脏疾病，都不能怀孕，否则会影响自身健康，对胎儿也不利。

正解与忠告

（1）原发性急性肾炎已经痊愈的女性，最好在急性肾炎临床表现消失3年后妊娠更安全一些。

（2）肾病综合征患者有高血压或轻度氮质血症时，如果妊娠，应该终止妊娠。

（3）患慢性肾小球肾炎的女性如无高血压，肾功能正常时可以妊娠，妊娠时如果血中的白蛋白明显降低，有可能引起胎儿体重不足或早产，需予以纠正。此外，妊娠容易发生血栓，从而引起其他部位的病变。

（4）狼疮性肾炎患者在病情完全缓解、肾功能正常、各种血清学检查转阴1年以上，细胞毒类药物停用半年以后，征得肾科医生同意，可以妊娠。妊娠期间，维持量激素和羟氯喹可继续使用。在整个妊娠期和产后2个月内都应严密监护，以防狼疮加重或复发。

（5）全身性疾病引起的肾脏损害患者在妊娠时容易发生高血压和妊高症，也容易引起胎儿死亡，应引起重视。

误 72. 高血压肾病患者血压控制不好时应更换降压药物

认知误区

当高血压肾病患者服用降压药物治疗后，血压仍没有控制在理想水平，这时要考虑可能是药物治疗效果不佳，应及时更换降压药物，以使血压达标。

正解与忠告

合并高血压肾损害的患者在调整生活方式（低盐饮食、良好的休息睡眠等）的同时应开始使用药物治疗。当一种降压药物效果不佳时，常常需要多种降压药物联合使用才能达到目标血压，而不是频繁换药。

联合用药的原则是能有效减轻药物的副作用、对并发症有益。考虑对生活质量、费用及依从性的影响，一般选用长效、平稳、高效的降压药物。一般情况下，血管紧张素转换酶抑制剂、血管紧张素Ⅱ受体拮抗剂、钙通道阻断剂、β 受体阻断剂等类型降压药物都可单用及联合应用，必要时可选用 α 受体阻断剂或醛固酮拮抗剂。但所有的药物均需在医生指导下使用。

误 73. 只有女性才会得尿路感染

认知误区

尿路感染是女性疾病，男性不会发生。

正解与忠告

尿路感染，是指各种病原微生物在尿路中生长、繁殖而引起的炎症性疾病，95% 以上是由单一细菌引起的，最常见的致病菌是肠道革兰阴性菌。临床表现为尿频、尿急、尿痛等尿路刺激症状，甚至伴有寒战、高热、恶心、呕吐等全身症状。若治疗不及时，除了会加重糖尿病等慢性病，还会导致尿脓毒血症和肾衰竭，甚至危及生命。尿路感染多见于育龄期妇女、老年人、免疫力低下者及尿路畸形者。

女性泌尿道短且直，男性尿道较女性长，且存在生理弯曲，因此女性泌尿系感染明显较男性多见，男女患病比例约为 1∶8。但在一些特殊人群中则相反。婴儿中，因男性先天性尿路异常发生率高于女性，故尿路感染的发病率较女性高。50 岁以后男性因前列腺增生、肥大，尿路感染发生率较高，约占 7%。成年男性极少发生尿路感染，但男性尤其是合并有一些基础性疾病，如糖尿病、营养不良、泌尿系结石、尿道梗阻及畸形等，以及长期服用激素、免疫抑制剂、营养状态差者，或者近期有导尿等介入性操作者，更易患尿路感染。男性尿路感染可并发睾丸炎、附睾炎、前列腺炎等，精子的数量和质量都会降低，容易引发阳痿、早泄、男性不育等。男性患者一旦发生泌尿系统感染，治疗困难，往往反复，不易治愈。

误 74. 尿血了就是有泌尿系统感染

认知误区

出现肉眼血尿提示已有尿路感染，吃点抗生素就好了。

正解与忠告

泌尿系统感染时除有白细胞尿、菌尿外，还可能会出现镜下血尿，甚至肉眼血尿。但其他疾病如肾小球肾炎尤其是IgA肾病、泌尿系统结石、肿瘤也会出现镜下血尿甚至肉眼血尿，需要行红细胞形态学检查。肾小球肾炎时尿红细胞以变形红细胞为主，称为肾小球源性血尿；而泌尿系统感染、泌尿系统结石、肿瘤时尿红细胞形态则以正常形态为主，称为非肾小球源性血尿。

不同疾病所引起肉眼血尿的伴随症状不同。当肉眼血尿伴腰痛或下腹痛，甚至出现剧烈绞痛，如刀割样，向下腹部、外阴部和大腿内侧放射，此时血尿明显，以正常红细胞为主，应考虑泌尿系统结石，需行泌尿道超声等影像学检查进一步明确结石位置、大小。

而泌尿系统肿瘤一般表现为全程的无痛性肉眼血尿，泌尿系影像学检查可以明确。IgA 肾病好发于青少年，常于上呼吸道感染后起病，以肾小球源性血尿为主，可伴有不同程度的蛋白尿，病情呈进行性发展，少数患者也可表现为快速进展性肾小球肾炎。

出现镜下或肉眼血尿时，如同时伴有尿频、尿急、尿痛甚至发热、腰痛等全身症状时，应考虑泌尿系统感染，化验尿常规提示白细胞尿、菌尿，且尿红细胞形态以非肾小球源性为主，可诊断为尿路感染，应给予正规抗菌治疗。

误 75. 尿路感染时，当尿路刺激症状消失后就可以停药

认知误区

发生尿路感染吃了药，症状消失后应该立即停用抗生素，以免出现耐药性。

正解与忠告

尿路刺激症状是指尿频、尿急、尿痛及尿不尽的感觉，主要是因为炎症刺激膀胱颈和膀胱三角区所致。泌尿系感染一般采用抗生素治疗有效，但其用药需按疗程规范使用，不能随意减停。

下尿路感染也就是我们说的膀胱炎和 / 或尿道炎，临床表现以膀胱刺激症状为突出表现，少有发热、腰痛等，无白细胞管型。下尿路感染一般采用正规抗生素治疗 3 天，合并妊娠或糖尿病的患者，

抗生素应持续治疗7天。上尿路感染是指肾盂肾炎，除尿路刺激症状外，可有发热、寒战等全身症状，需要正规抗感染治疗7~14天。有些患者症状好转后即自行停药，导致耐药菌产生，感染复发或迁延不愈，进而转为慢性。有些合并其他基础疾病，如糖尿病、营养不良、长期服用免疫抑制剂等抵抗力下降者，也易出现尿路感染复发或迁延不愈。此外，泌尿系结石、尿道梗阻、尿道畸形等可导致泌尿系感染反复发生，且迁延不愈，需积极治疗原发病。

误 76. 尿液颜色或气味异常就是泌尿系统感染

认知误区

发现尿液颜色异常或气味异常就提示泌尿系统感染，无须检查，应该立即进行抗感染治疗。

正解与忠告

正常新鲜尿液呈淡黄色、透明、澄清，有特殊气味，来源于尿内的挥发性酸，当尿液静置一段时间后，可出现微量絮状沉淀物。有氨臭味。

尿的颜色受饮水量的影响。喝水多，尿多，尿里的尿色素所占的比例小，颜色就淡；喝水少，尿里的尿色素比例大，颜色就显得黄。有些疾病状态下，如梗阻性黄疸、横纹肌溶解时，尿中尿胆原、肌红蛋白含量升高，尿的颜色可为深黄色、浓茶色、酱油色。同时，服用有些药物（如利福平、核黄素），食用某些食物（如胡萝卜、红心火龙果等）也会影响尿色，使尿的颜色呈橘色、深黄色、红色。

尿的气味亦受饮食、药物、全身疾病状态的影响。如糖尿病酮症酸中毒时，尿液呈烂苹果气味；进食大蒜、葱头或带特殊气味的药物时，尿中可带有这些物质的特殊气味。

总之，尿液的颜色、气味受饮食、饮水量、药物、尿液在膀胱中留存的时间、留置导尿、血清胆红素、肌红蛋白水平及全身疾病状态等因素影响，尿液异常不能单独作为尿路感染的诊断依据，更不可盲目应用抗生素。

误 77. 泌尿系统感染只需要化验尿常规

认知误区

化验尿常规就可以诊断泌尿系统感染，其他检查都可以不做，没有必要浪费钱。

正解与忠告

尿路感染分为下尿路感染和上尿路感染。下尿路感染指膀胱炎和 / 或尿道炎，上尿路感染指肾盂肾炎。

当出现尿频、尿急、尿痛等尿路刺激症状后，首先应行尿常规检查，尿中白细胞增加、尿细菌定量增加，也可以伴有尿红细胞增加，提示泌尿系统感染。如果存在发热、腰痛等全身症状，应考虑上尿路感染可能，需行血常规检查。上尿路感染时血白细胞总数和中性粒细胞比例可明显升高，全身中毒症状明显，出现寒战、发热时需行血培养检查。

尿沉渣涂片可粗略判断尿路感染的性质，而尿培养＋药敏是明确病原学诊断的唯一检查手段，同时也是指导用药的主要依据。某些特殊菌感染如泌尿系结核，常规涂片、培养均阴性，需行抗酸染色、浓缩集菌试验、尿结核菌培养等特殊检查明确。同时，泌尿系统的影像学检查，如B超或尿路造影有助于判断是否有结石、尿路梗阻及尿路畸形等，对于反复发作的尿路感染有助于明确病因。

误 78. 孕妇患泌尿系统感染不需要治疗

认知误区

因为药物对胎儿有影响，孕期出现泌尿系统感统染可以多喝水、勤排尿，不应用药物治疗。

正解与忠告

怀孕后，内分泌的变化使输尿管舒张和蠕动减慢，使尿流缓慢或者形成轻度积液，这种情况下细菌容易入侵、繁殖，从而发生尿路感染。泌尿系统感染反复发作，无论是对孕妇还是胎儿都是非常不利的，需要积极治疗。但盲目服用药物很可能导致药物中的成分被胎儿吸收，对胎儿的生长发育造成不良的影响。如果必须用药，应该在医生的指导下尽量选择对胎儿无害的药物。此外，生活上注意个人卫生、多饮水、勤排尿、保持心情舒畅是预防尿路感染的重要措施。

抗生素是治疗尿路感染最合适的药物，但是孕妇在选择抗生素的时候要注意，必须要选择那些对胎儿无害的抗生素，以免导致胎儿发育畸形等。在抗生素选择方面，首先应该选择的是氨苄西林、头孢菌素类药物，但如果能够根据尿液细菌培养和药物敏感试验结果选用抗生素则最佳，这样不仅能够尽快治愈尿路感染，同时对胎儿的生长发育也没有副作用。在治疗期间不可以随便选用对尿路感染很有效但对胎儿不利的药物，如喹诺酮类药物、庆大霉素、卡那霉素、氯霉素等，以免影响胎儿的正常生长发育。

误 79. 性生活与泌尿系统感染无关

认知误区

性生活与泌尿系统感染完全无关，泌尿系统感染期间不用特殊注意。

正解与忠告

泌尿系统感染与性生活有一定的关系，尤其是过度频繁的性生活，或者合并有尿道黏膜损伤，暴力性生活后，更容易发生泌尿系统感染。性活动可以把前尿道的细菌通过机械性的推挤动作推进后尿道和膀胱，引起尿路感染。此外，尿道与阴道毗邻，妇科炎症亦会扩散至尿道。据统计，已婚妇女尿路感染的发病率是同龄未婚妇女的 2 倍以上。在有尿路刺激症状的妇女中，40% 与性生活有关。可见，性生活在女性尿路感染者的发病中扮演着重要角色。

在尿路感染期间，要适当节欲。另外，在性生活之前饮水和清洁外生殖器，在性生活后排尿，也能有效地预防尿路感染。

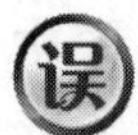 80. 糖尿病不会增加泌尿系统感染风险

认知误区

糖尿病患者与其他人群一样，泌尿系统感染风险不会增加，无须紧张。

正解与忠告

糖尿病患者容易并发各种感染，这些感染也是导致糖尿病患者住院和死亡的重要原因之一。尿路感染亦是糖尿病患者所罹患感染中的一种，糖尿病患者尿路感染的发生率明显高于普通人群，且治疗难度大，易复发。

首先，高糖是很好的细菌培养基，高糖环境利于细菌定植、生长、繁殖。糖尿病患者血糖升高，尿糖持续阳性，在有细菌侵入泌尿道时就会引起细菌的生存和繁殖，引发尿路感染。其次，糖尿病患者免疫功能下降，尤其是泌尿系统中抗感染的细胞因子，如 IL–6、IL–8 分泌明显下降；同时糖尿病肾病发病期间，长时间大量蛋白尿、低蛋白血症也会增加泌尿系感染的风险。最后，长期高渗尿及多尿导致膀胱肌肉及神经功能异常，以及糖尿病自主神经病变导致的神经源性膀胱，综合表现为膀胱排空异常，膀胱残余尿量增加，使尿液在膀胱内留存时间增加，有利于细菌繁殖，增加泌尿系感染风险。

糖尿病患者并发尿路感染需综合治疗，在选用合适抗生素的同时一定要严格控制血糖达标；神经源性膀胱者应用营养神经药物如甲钴铵等，排尿时可按压下腹部，促进尿液排空；尿潴留严重者给予导尿，使菌尿尽快排出，以利于感染控制。但应尽量减少导尿次数及保留时间，冲洗膀胱，待感染控制后，积极处理神经源性膀胱，必要时可考虑膀胱造瘘。

误 81. 无症状菌尿可以不用治疗

认知误区

只是化验尿常规时提示白细胞、菌尿，而临床上无尿路感染的症状，可以不予治疗。

正解与忠告

无症状菌尿又称隐匿性细菌尿，指患者有真性细菌尿而无任何尿路感染的临床症状。无症状性细菌尿常见于妊娠妇女、产妇及女孩，常在健康人群中进行体检或因其他肾脏疾病做常规尿细菌学检查时被发现,此部分无症状菌尿患者前期可无症状性尿路感染病史。另一部分无症状菌尿是由症状性尿路感染演变而来，即症状性尿路感染自然缓解或经治疗后症状消失，而仅留有细菌尿。

无症状细菌尿是否需要治疗，目前仍存在争议。对于妊娠期间发生的无症状细菌尿是需要积极治疗的，治疗方法同症状性尿路感染，但不宜用四环素族或氯霉素，尤其是在妊娠 5 个月后，因前者可致胎儿牙齿棕黄色色素沉着，而后者可发生致死性灰婴综合征。复方新诺明在妊娠早期可用，但不能用于妊娠最后3个月。对于学龄前儿童、曾出现有症状感染者、肾移植、尿路梗阻及其他尿路有复杂情况者也应根据细菌培养药敏结果选择敏感抗生素，主张短疗程用药。如治疗后复发，可选长程低剂量抑菌疗法。

误 82. 尿路感染不会影响肾脏功能

认知误区

尿路感染反复发作或长期不愈属于慢性疾病，不会影响肾脏功能，无须紧张。

正解与忠告

尿路感染是由细菌等直接侵袭引起的。尿路感染有上、下尿路感染之分，下尿路感染一般不会影响肾脏功能，多发于膀胱炎和尿道炎。上尿路感染也就是肾盂肾炎，又可分为急性肾盂肾炎和慢性肾盂肾炎，急性肾盂肾炎经正规抗感染治疗7~14天可治愈，而慢性肾盂肾炎则可影响肾脏功能。

反复或长期的上尿路感染病程超过半年，表现为慢性肾盂肾炎，可导致肾脏形态及功能改变。肾脏影像学提示双肾大小不等，肾脏外形凹凸不平，静脉肾盂造影可见肾盂肾盏变形、缩窄。肾脏功能改变可表现为持续性的肾小管功能受损，如肾浓缩功能减退，夜尿量增多，晨尿渗透压降低，尿酸化功能减退。如长期晨尿pH增高、

尿 HCO_3^- 增多、尿 $NH4^+$ 减少等，可导致肾小球滤过功能减退，如内生肌酐清除率降低，血尿素氮、肌酐增高等，甚至可进展为终末期肾脏病，需要肾脏替代治疗。

因而，发现有尿路感染时，应及时去医院就诊并接受治疗，以免更加严重。

误 83. 继发性肾脏疾病发生肾衰竭的风险要比原发性肾脏疾病低

认知误区

原发性肾病起病隐匿，且多呈慢性病程，迁延不愈更容易发展成肾衰竭。继发性肾病继发于其他疾病，只要积极治疗原发病，去除原因，发展成慢性肾衰竭的可能性就小很多。

正解与忠告

原发性肾脏疾病虽然病因不清，但在临床上有部分疾病是可以达到临床缓解的，这主要取决于肾脏病理类型以及对治疗的反应性等。如儿童肾病综合征的常见病理类型为微小病变性肾病，经积极、正规治疗，可以达到临床治愈，其预后良好，很少发展为慢性肾衰竭。

随着人们生活水平的提高，生活方式、饮食结构、环境因素等发生了巨大改变，同时工作生活压力增大，继发性肾脏疾病的发病率逐年增高，其导致的慢性肾衰竭患者也逐年增多。继发性肾脏疾病如糖尿病肾病、高血压性肾损害、过敏性紫癜性肾炎、肿瘤相关性肾损害等，如未得到有效的治疗，均可发展至肾衰竭。在欧美等发达国家，糖尿病肾病已成为终末期肾脏病的第一大原因，而在我国，糖尿病肾病的发病率逐年增高，已成为继原发性肾小球疾病之外的导致终末期肾脏的第二大原因，占我国新进入血液透析患者的22.3%。生活节奏的加快和工作压力的增加，促使高血压的发生率增加，且逐渐趋于年轻化，高血压性肾损害随之增多，也是终末期肾脏病的重要原因之一。因此，发生肾衰竭的危险性主要取决于肾脏损害程度、疾病的慢性化程度、是否积极干预以及治疗的反应性，与是原发性还是继发性无必然关系。

所以，无论是原发性还是继发性肾脏疾病，在临床上均应对其高度重视，积极有效治疗，定期复查，动态监测，以避免或延缓其进入慢性肾衰竭阶段。

误 84. 查体发现双肾囊肿，一定要赶紧治疗

认知误区

我今年查体，发现双肾有囊肿，请医生赶快给我服药治疗，以免囊肿恶化。

正解与忠告

随着人们生活水平的提高及对健康的重视，健康查体已逐渐普遍化。查体中经常会发现肾脏病单肾或双肾出现囊肿。囊肿是成年人肾脏最常见的一种结构异常，大多数属于单纯肾囊肿，是后天形

成的。一般没有症状，只有当囊肿压迫引起血管闭塞或尿路梗阻时才有相应表现。小的肾囊肿对肾脏功能和周围组织影响不大，无须治疗，只要每年随诊就可以了；如果囊肿直径较大，超过 5cm，或产生周围组织压迫症状，引起尿路梗阻，则需要行囊液抽吸术并向囊内注射硬化剂；如果囊肿巨大，直径超过 10cm，或囊肿位置不易抽吸，则可能需要手术治疗。任何药物都不能起到治疗肾囊肿的作用。

需要重视的是，肾囊肿在诊断时应与肾脏实体肿瘤坏死液化、囊肿基础上发生癌变、常染色体显性遗传多囊肾等相鉴别。

误 85. 对于患有容易引起继发性肾病的疾病患者来说，没症状就没肾病

认知误区

即使患了肥胖症、高尿酸血症、糖尿病、高血压等疾病，只要没有腰痛、浮肿、尿里泡沫多，且血肌酐尿素氮正常，就没有影响肾脏。

正解与忠告

继发性肾病是受系统性疾病或其他疾病影响累及肾脏，导致肾脏出现组织功能或形态学变化，并引起相应临床症状的疾病，是全身性疾病的一部分。因为一些继发性肾损害表现隐匿，肾脏症状被原发病掩盖，常常使患者出现肾衰竭后才被发现，延误了早期治疗时机，导致肾脏不可逆性损伤。因此，患有高血压、糖尿病、肥胖、高尿酸血症、自身免疫性疾病等易引起继发性肾损伤的疾病患者，坚持积极、早期筛查尿常规和肾功能十分重要，防止漏诊、误诊。

86. 皮肤出现过敏性紫癜，不会影响肾脏

认知误区

一些患者在进食鱼、虾等海产品或接触油漆等物质后，出现四肢散在出血点而去皮肤科就诊，皮肤科医生让其去肾脏科排查肾损伤，患者不理解，认为只是皮肤病，为什么要去肾脏科。

正解与忠告

过敏性紫癜属于系统性小血管炎，会侵犯皮肤、胃肠道、关节和肾脏。侵犯皮肤，会出现四肢或躯干皮肤的出血性斑点；累及胃肠道，会出现腹部绞痛、恶心、呕吐、黑便或鲜血便；累及关节，会出现关节积液和压痛；累及肾脏，会出现血尿、蛋白尿，甚至肾衰竭。紫癜性肾炎，就是最典型的继发性肾病，若不能早期诊断、早期治疗，病情会迁延不愈，甚至影响肾脏功能。因此，对于过敏性紫癜患者，一定要早期排查肾损害。

87. 继发性肾脏病只需要治疗原发病即可，无须按照肾炎要求控制饮食及进行相应治疗

认知误区

对于继发性肾脏病，只需要治疗原发病、去除病因即可，无须按照肾功能及临床症状进行限制水盐摄入、使用肾素血管紧张素醛

固酮系统（RASS）阻滞剂等治疗。例如，糖尿病肾病只要把血糖控制好肾病即会随之好转，无须前往肾脏专科治疗。

正解与忠告

继发性肾脏病既要治疗原发病，也要针对临床症状、肾脏损害程度等指标进行肾脏专科治疗。在治疗原发病的基础上，患者还需低盐、低脂、优质低蛋白饮食，注意休息，避免劳累，如其水肿严重，可适当应用利尿剂消肿等。如无禁忌证，可应用 RAAS 阻滞剂（ACEI/ARB）治疗。此外，某些继发性肾脏病是感染后引起的免疫反应损害，在治疗原发病的基础上，亦可使用激素和/或免疫抑制剂等治疗（但需在医生指导下严格把握适应证）。如乙型肝炎病毒相关性肾炎，在抗病毒治疗的同时可加用免疫抑制剂等治疗。继发性肾脏病病因较多，用药适应证及禁忌证亦较多，需按照专科医生医嘱进行。

误 88. 老年人得继发性肾病的机会比较小

认知误区

许多继发性肾病多见于年轻人，如系统性红斑狼疮、妊娠并发的肾脏疾病、过敏性紫癜、肥胖相关性肾小球疾病等。老年人最多就是容易发生高血压肾病、糖尿病肾病，其他继发性肾病与老年人完全无关。

正解与忠告

老年人与继发性肾脏病并不是完全无关的，除高血压肾病、糖尿病肾病以外，有些继发性肾病的高发人群往往是老年人，如肿瘤相关性肾脏病、多发性骨髓瘤肾损害、肾淀粉样变性病、系统性血管炎肾脏损害、高尿酸血症性肾病、轻链沉积病等。因为老年人本身有增龄所致的肾脏形态学变化及肾脏功能的变化，肾血流量减少，肾小球滤过率下降，肾脏储备能力降低，肾小管浓缩稀释功能及酸化、转运、内分泌能力降低，因此肾脏对外界及自身疾病刺激的应激、代偿能力下降，同时对药物毒性耐受性较差，一旦系统疾病影响到肾脏时，病情往往较重，肾脏延迟恢复或不可逆的可能性大，甚至危及生命。

误 89. 得了糖尿病肾病只能等待透析

认知误区

糖尿病肾病目前缺乏特异性有效治疗，即使治疗了，也会进入“尿毒症期”，索性放开吃喝、停用药物，直接等待透析。

正解与忠告

2 型糖尿病患者仅有 20%~30% 会发生糖尿病肾病，而糖尿病肾病患者中约 30% 会进展至终末期肾衰竭。糖尿病肾病影响因素很多，伴随糖尿病出现的代谢综合征，如高血压、向心性肥胖、高脂血症等会加速糖尿病肾病进展。一部分糖尿病肾病患者，血肌酐虽然没有达到透析指征，但因未控制钠水摄入导致尿量减少、严重水肿，甚至反复出现心力衰竭而提前进入血液透析。

因此，对于糖尿病的综合治疗，如积极控制血糖及血压，降脂，低盐、低脂、优质低蛋白糖尿病饮食，早期使用RASS阻滞剂，后期严格限水、限盐等，均能延缓甚至阻止终末期肾病的发生，不必进行血液透析。

误 90. 只要既往患慢性乙肝，得了肾病就一定是乙型肝炎病毒相关性肾炎

认知误区

感染了乙型肝炎病毒（HBV），如果出现肾脏损害，一定是乙型肝炎病毒相关性肾炎。

正解与忠告

同样是HBV感染，但并不是每个人都会发生HBV相关肾炎，其主要取决于人体的免疫力（T细胞和B细胞免疫力）。乙肝患者出现蛋白尿、血尿，肾脏组织切片找到HBV抗原是诊断乙型肝炎病毒相关性肾炎的最基本条件。如患者在HBV感染情况下出现肾炎表现，需行肾穿刺活检术明确诊断，并结合肾脏病理、HBV复制情况等进行治疗。

91. 得了肾病一定会得尿毒症

认知误区

小李近期出现浮肿、蛋白尿、血尿，经检查诊断为慢性肾小球肾炎，也就是说，他得尿毒症了。

正解与忠告

我国慢性肾脏病发病率为10.8%，其中10%会进展至终末期肾脏病（也称慢性肾功能不全尿毒症期）。也就是说，肾脏病患者虽然很多，但是真正发展到尿毒症阶段的并不多，10个肾脏病患者中可能有1个会得尿毒症。

目前，尿毒症患者的总人数超过了200万。由于不同病理类型的肾病，其疾病转归是不同的，有的会很快进入肾功能不全期，但有的可能数十年以后才逐渐进入尿毒症期。

一般肾病只要及时规范治疗，预防感染，遵守肾病注意事项，是可以控制病情、长期维持肾功能，甚至避免进入尿毒症期的。所以，建议每人每年至少体检1次，平时生活中多注意自己有无浮肿，尿中有无不能消散的泡沫等，注意生活习惯，强身健体，预防感染及感冒，如有不适，尽早治疗。只要正规治疗早期肾病，大部分患者都会避免出现尿毒症的情况。

92. 得了尿毒症不用透析，看中医就可以了

认知误区

一些慢性肾脏病患者最初没有采取正规治疗，不幸进入了尿毒症期，此时其仍坚持不透析、不进行肾脏替代治疗，认为看中医能够治愈尿毒症。

正解与忠告

慢性肾功能不全通俗地讲可分为4期，分别是慢性肾功能不全代偿期、失代偿期、衰竭期、尿毒症期。尿毒症是慢性肾功能不全的终末期，是指各种肾脏病导致肾脏功能渐进性、不可逆性减退，直至功能丧失所出现的一系列症状和代谢紊乱的临床综合征，是多种肾脏疾病晚期的最终结局。在尿毒症期前，如果没有明显的临床症状，比如恶心、呕吐、水肿、电解质紊乱、酸中毒等情况时，可以采用药物及中医治疗，比如：

（1）可选用生黄芪、附子、虫草、淫羊藿、巴戟天、姜半夏、丹参、车前子、苏梗、黄连、大黄、桃红、当归、红花、大黄等温肾泻浊、化瘀清利的药物。这些药物能扶正固本，活血化瘀，祛邪而不伤正气，有推陈出新，改善肾血流量，降低尿素氮、血肌酐，纠正酸中毒等作用，可明显改善临床症状，提高机体代谢及免疫功能，加快毒性物质的排泄，阻止肾小球进一步损害，抑制尿素氮、肌酐升高，促进血色素升高。

（2）中药灌肠。

（3）药浴。

（4）一旦进入尿毒症期，必须选用肾脏替代治疗的方法（血液透析、腹膜透析或肾移植）。

误 93. 血肌酐大于 707 μmol/L 就需要透析

认知误区

临床检测血肌酐是判断肾功能的有效指标，血肌酐值大于 707 μmol/L，一定要立即透析。

正解与忠告

传统上，依据内生肌酐清除率和血肌酐水平，可将慢性肾功能不全分为 4 期：

（1）慢性肾功能不全代偿期　内生肌酐清除率为 50~80mL/min，血肌酐为 133~177 μmol/L，大致相当于慢性肾脏病 2 期。

（2）慢性肾功能不全失代偿期　内生肌酐清除率为 20~50mL/min，血肌酐为 178~442 μmol/L，大致相当于慢性肾脏病 3 期。

（3）慢性肾功能不全衰竭期或尿毒症前期　内生肌酐清除率为 10~20mL/min，血肌酐为 443~707 μmol/L，大致相当于慢性肾脏病 4 期。

（4）尿毒症期（终末期肾病）　内生肌酐清除率 ＜10mL/min，血肌酐≥ 707 μmol/L，大致相当于慢性肾脏病 5 期。有一部分慢性肾脏病患者的血肌酐大于 707 μmol/L，但临床上没有出现尿毒症的症状，可以做透析前准备，行动静脉内瘘手术或腹膜透析置管术，继续给予降压、纠正贫血、纠正钙磷代谢紊乱、结肠透析等治疗，维持水电解质酸碱平衡，动态监测肾功，必要时开始肾脏替代治疗。

误 94. 尿毒症患者一定要接受血液透析

认知误区

对于尿毒症患者来说，血液透析比腹膜透析好。

正解与忠告

血液透析和腹膜透析有各自的优缺点，临床上需综合考虑患者各方面的情况，进行合理选择。

（1）腹膜透析　①优点：腹膜透析可以每天在家中进行，能较好地保护残存的肾功能，贫血程度轻，对患者的心血管影响小，饮食方面比较自由，生活质量高，治疗不依赖医院，痛苦小且不会造成外源性感染，尤其对有肾移植打算的患者来说，移植成活率和术后恢复较佳；②缺点：每天三四袋的换液比较烦琐，对居家环境和换液时的卫生要求较高，若不注意饮食卫生，易感染腹膜炎。

（2）血液透析　①优点：透析比较彻底，一次透析几个小时，以后可以数天不再去医院，有充裕的可支配时间。②缺点：对残余肾功能损害较大，往往透析几个月以后就无尿了；对心血管的伤害较大，容易造成外源性感染，如肝炎等传染病。

选择哪种透析方式要根据自身的情况而定，两种透析方式可以互相转换。对于尿毒症患者来说，没有哪一种更好的说法，而是要考虑哪一种更适合自己。

误 95. 透析可治愈尿毒症

认知误区

很多患者以为，得了尿毒症选择透析治疗后，肾脏功能就可以恢复正常，无须终身治疗。

正解与忠告

肾功能不全分为急性肾功能不全和慢性肾功能不全。急性肾功能不全是因肾脏严重缺血或肾毒素引起的肾脏功能急性减退，以突然少尿、无尿、酸碱平衡失调、水盐电解质代谢紊乱和氮质血症等为主要表现，还包括一系列以自身中毒症状为主的急性尿毒性综合征。常发生于严重创伤、长时间的手术、低血压、败血症、严重感染（包括流行性出血热）、中毒或应用肾毒性药物的患者。急性肾衰竭需要透析治疗的患者，经积极治疗后，大部分肾功能可以恢复。

慢性肾功能不全尿毒症期的患者，肾脏会缩小，肾小球滤过功能丧失，身体代谢的毒素无法从肾脏排泄，患者会出现恶心、呕吐、贫血、少尿、浮肿等一系列症状，需要透析替代肾脏功能。此时的肾脏损害是不可逆的，需要终身替代治疗。

96. 尿毒症是不治之症

认知误区

得了尿毒症就没法治了，只能等死。

正解与忠告

随着现代医学的发展，尿毒症早已不是不治之症。虽然慢性肾功能不全是不可逆的，但是可以通过血液透析、腹膜透析、肾移植等手段治疗。经过正规治疗的尿毒症患者，可以和健康人一样，正常工作、学习和生活。

误 97. 血液透析和腹膜透析不能互相转换

认知误区

血液透析和腹膜透析是两种截然不同的肾脏替代治疗方式，做了血液透析就不可以改腹膜透析了。

正解与忠告

肾脏替代治疗方法有 3 种：血液透析、腹膜透析和肾移植。选择哪一种治疗方式，需要因人而异，同时也需要考虑患者所在地的医疗配备情况。血液透析需要去医院治疗，腹膜透析是居家透析，各有优缺点。但是这两种透析方式可以互相转换，如血液透析患者出现血压低等血流动力学不稳定、长期血管通路建立困难等情况时，可以考虑改为腹膜透析；腹膜透析患者频繁出现腹膜炎、腹膜功能减退时，可以考虑改为血液透析。

误 98. 透析患者的饮食不需要严格控制

认知误区

尿毒症患者开始透析后，就不必像病初那样为了保护肾功能，饮食上有很多禁忌，可以完全放开吃了。

正解与忠告

进入透析期的患者及家属不应该放弃饮食治疗，但并不是说透析就有渠道排除毒素了，就可以胡吃海喝，而是应熟悉一些生活饮食方面的知识，了解食物成分及限制水、钠、钾、磷的意义，掌握透析间期的体重增加范围等。

（1）严格控制水及钠的摄入量　两次血液透析之间体重增加不要超过体重的 5%(体重增加应控制在 3kg 以内)。如进水过多，可能会出现心功能衰竭、高血压、急性肺水肿等症状，甚至死亡。如一次血液透析中大量脱水，又会出现低血压、呕吐、肌肉痉挛、透后乏力等症状。为减轻口渴感，不应吃得太咸，不要喝酒，应避免饮浓茶、浓咖啡。若口渴难忍，可以口含冰糖，嚼口香糖，以促进唾液分泌。

含钠高的食物和常见食物的大致含水量

含钠高的食物	各种腌制品、蜜饯、咸甜饼干、罐头、海带、紫菜、芹菜、食盐、味精、酱制品等
含水无或微量	无汤的肉、鱼、蛋、干酪、黄油、蜂蜜、果酱、饼干等
约含水 25%	炸土豆、稍加烘烤的面食等
约含水 50%	米饭、面条、熟土豆、稠的牛奶麦片粥等
约含水 75%	蔬菜、凝乳、土豆泥、牛奶麦片粥等
约含水 100%	水、饮料、牛奶、水果、汤、液体调味品等

（2）严格控制钾的摄入量　肾脏正常时90%的钾离子由肾排泄，肾功能不全会使排钾能力降低而致高钾血症。血液透析患者血钾易升高，高血钾可导致严重的心律失常，甚至心搏骤停，因此要避免食用高钾食品。钾盐易溶于水，通过浸泡、煮沸、罐头加工和超低温冷冻等方法，可使食物中的钾含量降低一半。为了减少饮食中的钾含量，可将绿叶蔬菜放入沸水里汆后将水倒掉，然后再进行烹饪。根茎类蔬菜应去皮，切成薄片，放入沸水里汆后再煮熟吃。水果也采用同样的方法食用。不要吃腌制品。

含钾高的食物

水果类	榴莲、释迦果、香蕉、甘蔗、桃子、奇异果、香瓜、木瓜、樱桃、枣子、哈密瓜、番茄、火龙果、椰子、酪梨、荔枝、草莓、芭乐、枇杷、柿子、橘子、橙子、葡萄、柠檬、葡萄干等
蔬菜类	各种深色蔬菜、菠菜、红萝卜、青花菜、竹笋、胡瓜、芋头、马铃薯类、玉米、毛豆、黄豆、菜豆、栗子、海带等
饮料类	咖啡、绿茶、脱脂牛奶、养乐多、可乐、罐头饮料等
降压药	肾上腺素受体阻断剂、血管紧张素转换酶抑制剂等
其他	巧克力、中草药、红枣、黑枣、菜汤、火锅汤、生鱼片、低钠盐、低钠酱油、鸡精等

（3）限制磷的摄入量　肾衰竭时，肾脏不能正常排磷，患者易出现低钙、高磷等现象，若在饮食上不限制磷的摄入，可能会发生高磷血症，导致甲状旁腺功能亢进、钙磷代谢紊乱、肾性骨病等多种并发症。

食物中磷的含量情况（每100g食物）

400mg以上	精制干酪、脱脂奶粉、糠虾、鱼干、海草、肉类、豆类、动物内脏、豆腐、黄豆干、花生米、脱脂花生粉、黑芝麻、豆皮、瓜子、蛋黄等
300~400mg	鳝鱼、海胆、（猪、牛、鸡）肝、花生等
200~300mg	蚕豆、鸡蛋、沙丁鱼、青鱼、金枪鱼、大马哈鱼、比目鱼、鲨鱼、虾、鸡肉、火腿、香肠、核桃等
100~200mg	豆类及豆制品、冰激凌、大部分鱼贝类、乌贼、章鱼、螃蟹、大部分瘦肉、咸肉等
100mg以下	米饭、面条、面包、牛奶、酸奶、鱼饼、油炸鱼丸、干贝、田鸡肉等

（4）限制尿酸　尿毒症患者需要依靠透析排除尿酸，因此应忌食含尿酸高的饮食，包括内脏类、海鲜类、肉类、蘑菇、豆类、酒类等。

（5）限制脂肪　尿毒症患者心脑血管方面的并发症发生率高，其中高血脂会加重病情。应忌食以油炸方式烹调的食物、烤鸡、烤肉的汁、红烧肉汤等含大量脂肪的食物。

（6）补充钙　透析患者应注意补充钙，一般需要量为800~1200mg/d。

（7）热量　透析患者每日所需要的热量为126~147kJ/kg。充足的热能可提供身体能源，保持健康体重，防止肌肉组织分解。热量的食物来源有碳水化合物(米饭、面食、水果、蔬菜)、脂肪(食用油、人造黄油)、蛋白质(肉类、家禽类、鱼、鸡蛋)。

(8)维生素　补充足够的B族维生素和维生素C，吃新鲜的蔬菜、水果，或口服维生素B_1、B_2、B_6、C及叶酸等。

误 99. 肾性贫血患者只需按时皮下注射促红素就行

认知误区

慢性肾衰患者，由于肾脏生成促红细胞生成素（EPO）减少，常常合并贫血，所以肾性贫血患者只要按时皮下注射促红素就行了。

正解与忠告

肾性贫血的原因主要有：①促红细胞生成素产生不足。②红细胞寿命缩短，生存时间为正常人的1/3。③新成熟红细胞在促红细胞生成素缺乏时很快溶解。④肾性贫血患者伴有食欲缺乏，导致铁吸收障碍，一些药物会抑制铁的吸收，如胃酸抑制剂、磷结合剂。⑤进行血液透析的患者存在铁丢失。血液透析患者因为血液会在透析器中残留而造成反复铁丢失，每年为1~2g。一些患者需要反复接受手术，如血管通路手术也会导致铁丢失。⑥消化道出血。

铁缺乏是慢性肾衰竭患者对红细胞生成刺激剂（ESA）治疗反应低的最常见原因。因此，肾性贫血患者补铁不仅能有效改善贫血，还能减少促红细胞生成素的使用。肾性贫血为缺铁性贫血，它的治疗除了定时皮下注射促红素以外，还需要补充铁剂和叶酸。只有在铁充足的情况下，促红素的吸收才会更好。

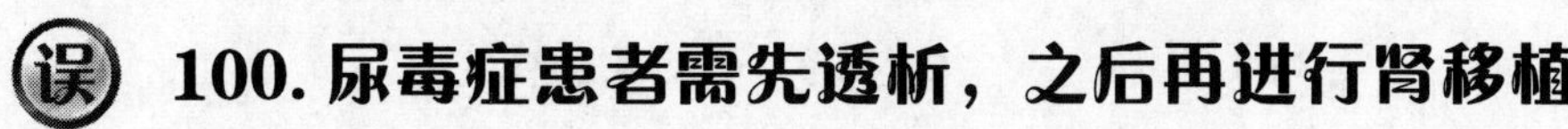

100. 尿毒症患者需先透析，之后再进行肾移植

认知误区

很多患者认为，进入尿毒症后期，一定是先透析，等到透析不管用了再进行肾移植。

正解与忠告

根据当前的医疗状况和就医形式，尿毒症患者一般都是先透析，部分患者透析一段时间后，会根据自身条件选择移植。但是不一定非要先透析再移植，如果自身条件良好，经济条件允许，就可以尽早寻找肾源。肾移植宜早不宜晚。如果患者很年轻，最好选择肾移植，这样患者的生活质量会更高，日后还可以做一些自己想做的事，过正常的生活。